AF193097

Cocina para celíacos. HOTR020PO

Antonio Caro Sánchez-Lafuente

ic editorial

Cocina para celíacos. HOTR020PO
© Antonio Caro Sánchez-Lafuente

1ª Edición

© IC Editorial, 2024

Editado por: IC Editorial
c/ Cueva de Viera, 2, Local 3
Centro Negocios CADI
29200 Antequera (Málaga)
Teléfono: 952 70 60 04
Fax: 952 84 55 03
Correo electrónico: iceditorial@iceditorial.com
Internet: www.iceditorial.com

ISBN: 978-84-1184-334-8
Depósito Legal: MA 2023-2024

Impresión: PODiPrint
Impreso en Andalucía – España

Nota de la editorial: IC Editorial pertenece a Innovación y Cualificación S. L.

Especialidad formativa

Se entiende por especialidad formativa la agrupación de contenidos, competencias profesionales y especificaciones técnicas que responde a un conjunto de actividades de trabajo enmarcadas en una fase del proceso de producción y con funciones afines.

Las especialidades formativas de Uso General, Formación Complementaria, Formación Modular y las especialidades formativas dirigidas a la obtención de certificados de profesionalidad se incluyen en el Fichero de Especialidades del Servicio Público de Empleo Estatal para su gestión en todo el territorio nacional por cualquier Administración competente.

Las especialidades complementarias, pertenecen todas a la Familia profesional de Formación Complementaria (FCO) y tienen la consideración de formación transversal en áreas que se consideran prioritarias tanto en el marco de la Estrategia Europea para el Empleo y del Sistema Nacional de Empleo como en las directrices establecidas por la Unión Europea. Se consideran áreas prioritarias las relativas a tecnologías de la información y la comunicación, la prevención de riesgos laborales, la sensibilización en medio ambiente, la promoción de la igualdad, la orientación profesional y aquellas otras que se establezcan por la Administración competente.

Las especialidades de Certificado de profesionalidad tienen una duración especificada en su normativa reguladora.

En el resultado de la búsqueda, se muestran las unidades de competencia, todos los módulos formativos con su duración y las unidades formativas del certificado correspondiente, con su duración. Las horas del certificado, exclusivo de las especialidades de certificado de profesionalidad, con alta igual o superior a 2008, son las horas totales más las horas del módulo de Prácticas Profesionales no Laborales.

⮞ **Si la especialidad tiene unidades formativas,** las horas totales, presencial, distancia, teleformación serán igual a la suma de esas horas de las unidades formativas de los distintos módulos, sin que se repita ninguna Unidad formativa.

➲ **Si la especialidad no tiene unidades formativas,** las horas totales, presencial, distancia, teleformación serán igual a las sumas de esas horas de los módulos formativos, eliminando las horas de los módulos repetidos.

https://sede.sepe.gob.es/especialidadesformativas/RXBuscadorEFRED/BusquedaEspecialidades.do

(Fuente: Servicio Público de Empleo Estatal)

Índice

Unida de Aprendizaje 4
Menús para celíacos

Unidad de Aprendizaje 5
Recetas sin gluten

OBJETIVOS GENERALES

El objetivo general del **HOTR020PO. Cocina para celíacos,** es el siguiente:

- ⮞ Adquirir los fundamentos necesarios para realizar platos libres de gluten para los clientes que así lo soliciten y saber cuáles son los alimentos no permitidos en la celiaquía y aquellos cuyo procedimiento en la cocina pudiera contaminar alimentos convirtiéndolos en peligrosos para celíacos.
- ⮞ Reconocer la enfermedad celíaca y su sintomatología.
- ⮞ Presentar los alimentos según su contenido en gluten.
- ⮞ Establecer pautas correctas de higiene en la manipulación y almacenaje de alimentos, así como en la limpieza y desinfección de superficies y utensilios de cocina.
- ⮞ Desarrollar menús aptos para celíacos, promoviéndolos en la oferta del restaurante.
- ⮞ Describir recetas sin gluten.

Unidad de Aprendizaje 1

Celiaquía

Contenido

Objetivos

El objetivo general de esta Unidad de Aprendizaje es:

→ Reconocer la enfermedad celíaca y su sintomatología.

Los objetivos específicos de esta Unidad de Aprendizaje son:

→ Identificar productos ricos en gluten.

→ Diferenciar los conceptos relacionados con la celiaquía y la alergia al trigo.

→ Indicar los métodos de análisis destinados al diagnóstico de la enfermedad.

→ Especificar los síntomas asociados a la enfermedad.

1. Introducción

La actividad del sector hostelero persigue obtener la máxima satisfacción del cliente, por lo que ofrecer productos y servicios de calidad debe ser una prioridad, reconociéndose como premisas asociadas a dicha calidad no solo las características del producto o su valor comercial, sino también su disposición para evitar patologías en el individuo.

En la actualidad se observa cómo muchos usuarios informan de alergias o intolerancias que restringen su alimentación, lo que compromete una mayor responsabilidad en su atención, ya que no se trata de que algo les guste más o menos o les parezca más o menos atractivo, sino que puede llegar a propiciarles una sintomatología adversa.

Algunas de estas enfermedades se asocian con la intolerancia a la lactosa, al gluten, a la fructosa o a productos como el huevo, el marisco, los frutos con cáscara o los moluscos, entre otros.

De los citados, uno de los más prolíferos se relaciona con el gluten, el cual determina en el individuo la enfermedad denominada como *celiaquía,* que se expondrá y desarrollará a lo largo de este contenido.

Para ello, se seguirá a Belinda, que, diagnosticada de celiaquía, es crítica gastronómica, lo que le permite comprobar cómo los locales que visita muestran una gran variedad de platos libres de gluten y cumplen con la normativa vigente en cuanto a declaración de alérgenos.

2. Definición de la enfermedad

 HILO CONDUCTOR

Belinda está visitando un pequeño restaurante cántabro cuya oferta culinaria es dictada por el camarero, y no existe registro escrito, por lo que no puede comprobar la presencia de gluten entre las elaboraciones. Al preguntar al camarero, informándole de su enfermedad, este le indica que solo el pan contiene dicho alérgeno, por lo que podrá disfrutar sin problema de un agradable almuerzo.

La celiaquía es una enfermedad autoinmune provocada por el gluten (fracción proteínica). Es decir, se trata de una enfermedad generada por la acción del sistema inmunitario, que reacciona frente a la ingesta de gluten, provocando daños en la mucosa y vellosidades del intestino, lo que conlleva una mala absorción de los nutrientes.

Es importante no confundir los conceptos de *intolerancia al gluten,* que se define como enfermedad celíaca, con *alergia al trigo,* ya que:

Intolerancia al gluten (celiaquía)
- Se trata de un defecto del tubo digestivo (enteropatía crónica) que no permite digerir aquellos alimentos que tienen gluten y, por tanto, al consumir gluten se altera la estructura celular del intestino, evitando la absorción de otros nutrientes.

Alergia al trigo
- El cuerpo produce anticuerpos contra las proteínas del trigo (albúmina, globulina, gliadina y gluten). Incluso se reconoce la sensibilidad hacia este componente por vía respiratoria al aspirar polvo del cereal o a través del tacto, observándose picores, urticaria, así como hinchazón en los labios y partes blandas, dificultad respiratoria, etc.

 IMPORTANTE

Técnicamente, el gluten se relaciona con una fracción de la proteína de productos como el trigo, el centeno, la cebada y la avena, así como con algunas variedades híbridas de estas (triticale o tritordeum).

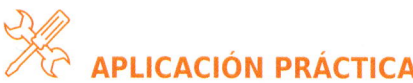 **APLICACIÓN PRÁCTICA**

Belinda ha comprobado que la carta del restaurante Beatas no incluye la indicación de alérgenos, por lo que solicita la información al perso-

Continúa en página siguiente >>

<< Viene de página anterior

nal de sala. La pregunta de Belinda es la siguiente: sabiendo que soy celíaca, ¿qué platos puedo consumir?

Identifica qué platos puede consumir, de la siguiente información que le facilita el jefe de sala:

- La acedía es un plato muy acertado, ya que es cocinado a la *meunière*, por lo que solo lleva un poco de harina de trigo que seguro no le hace daño.
- El revuelto de salicornia es acompañado de trufa y caviar, es un plato memorable.
- La crema de verdura tiene como elemento espesante la patata, y puede pedir que no incluya picatostes (dados de pan fritos) para que pueda tomarla.
- El pan servido es de centeno, lo podrá tomar sin problemas.
- La guarnición del solomillo de cerdo es avena salteada, que tiene un sabor espectacular.

Solución

No todas las indicaciones dadas por el jefe de sala son correctas, ya que un intolerante al gluten no debe tomar nada de gluten. Además, identifica el gluten solo con el trigo, sin reconocer su contenido en otros cereales como el centeno o la avena.

En este caso, Belinda solo podría tomar el revuelto de salicornia y la crema de verdura.

Entidades como la Federación de Asociaciones de Celíacos de España (FACE) o el Ministerio de Sanidad en colaboración con la Agencia Española de Seguridad Alimentaria y Nutrición (AESAN) profundizan sobre los principios de esta enfermedad, dado que es una de las enfermedades con mayor incidencia en la actualidad.

La celiaquía hoy en día no tiene un fármaco que la revierta, siendo el único tratamiento el evitar el consumo de alimentos con gluten.

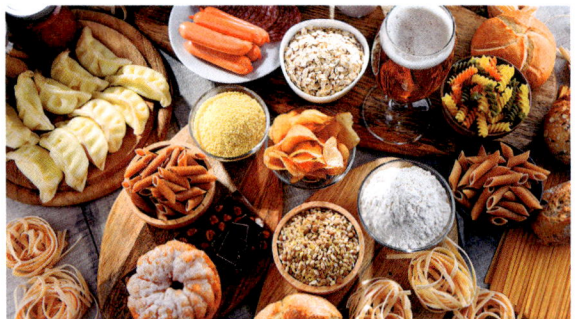

Para hacer frente a la enfermedad celíaca bastará con eliminar los alimentos con gluten de la dieta.

Estudios recientes indican que esta enfermedad, aunque tradicionalmente se ha asociado a un trastorno de la infancia, afecta a todos los grupos de edad, y tiene asociada una especial prevalencia como enfermedad de transmisión genética.

NOTA

Las técnicas culinarias aplicadas a un producto con gluten no propician su eliminación y, por tanto, no lo hacen apto para el celíaco.

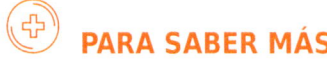

PARA SABER MÁS

Puedes conocer más sobre Asociaciones de Celíacos de España (FACE) accediendo desde aquí:

https://redirectoronline.com/hotr020po0101

Continúa en página siguiente >>

<< Viene de página anterior

También puedes consultar información sobre la Agencia Española de Seguridad Alimentaria y Nutrición (AESAN), accediendo desde aquí:

https://redirectoronline.com/hotr020po0102

La forma en la que se presenta clínicamente esta enfermedad permite su clasificación, diferenciando, además de la intolerancia clásica (celiaquía común), los siguientes tipos:

Enfermedad celíaca saliente
- Pese a que las pruebas diagnósticas son compatibles con la enfermedad, el usuario no muestra sintomatología alguna.

Enfermedad celíaca latente
- Pese a que el individuo en el pasado ha sufrido daño histológico por el consumo de alimentos con gluten, en la actualidad, aun consumiéndolos, no presenta síntomas.

Enfermedad celíaca potencial
- Se trata de individuos en los que, mostrando pruebas diagnósticas compatibles con la enfermedad, el consumo de gluten produce síntomas, pero no daños histológicos.

NOTA

La clasificación expuesta toma como base los estudios llevados a cabo por ESPGHAN (Sociedad Europea de Gastroenterología, Hepatología y Nutrición Pediátrica). Puedes conocer más sobre ello accediendo desde aquí:

https://redirectoronline.com/hotr020po0103

El desarrollo de **técnicas para el diagnóstico** de la celiaquía (serología, pruebas genéricas, biopsia...) ha permitido la detección de la denominada *sensibilidad al gluten no celíaca,* que tiene como diferencia frente a la celiaquía los datos aportados por las pruebas analíticas, sin mostrar un nivel de anticuerpos elevado frente al gluten en las personas sensibles no celíacas.

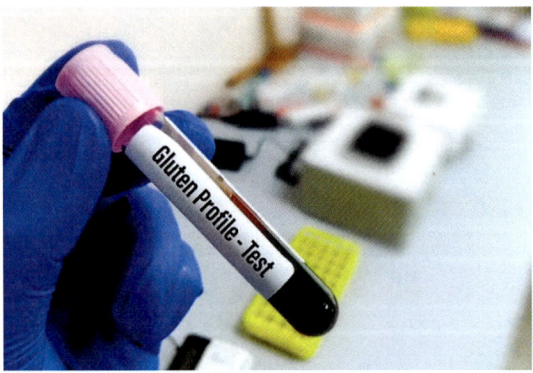

El estudio de los niveles de anticuerpos contra el gluten en sangre es fundamental para el diagnóstico de la celiaquía.

SABÍAS QUE...

El diagnóstico de la celiaquía se basa en la concurrencia de sospecha clínica asociada a niveles elevados de anticuerpos en sangre (antigliadina, antiendomisio, antireticulina y antitransglutaminasa), pudiéndose confirmar mediante una serología y biopsia intestinal.

 ACTIVIDAD COMPLEMENTARIA

1. Busca información sobre la incidencia de la celiaquía en distintas poblaciones a fin de obtener una conclusión sobre posibles elementos asociados al desarrollo de esta enfermedad.

3. Síntomas de la enfermedad

 HILO CONDUCTOR

Tras el servicio de comidas se propicia un ambiente relajado en el que el personal de sala pregunta a Belinda cómo detectó su celiaquía. Belinda dice que, tras mucho tiempo soportando dolor abdominal, fatiga e incluso en ocasiones vómitos y diarreas, solicitó las pruebas clínicas correspondientes, que le confirmaron lo que ya sospechaba. Desde entonces, habiendo eliminado el gluten de su dieta, las dolencias han desaparecido y se siente en la actualidad mejor que nunca, eso sí, sin gluten.

La celiaquía no muestra una sintomatología común en todos los individuos, aunque sí es posible destacar como síntomas más frecuentes los relacionados con la fatiga, las náuseas, la distensión abdominal, los vómitos, la diarrea, la pérdida de peso y apetito, gases, la pérdida de masa muscular e incluso propiciar retraso en el crecimiento.

Según la etapa de vida en la que se manifiesta esta enfermedad, es posible determinar algunos síntomas específicos, siendo posible diferenciar entre:

- **Infancia.** Sin ser comunes en todos los casos, se muestran como síntomas representativos en esta etapa los siguientes:

  - Hiperactividad
  - Dependencia
  - Pelo frágil
  - Menor crecimiento
  - Náuseas y vómitos
  - Introversión
  - Autismo
  - Defectos de esmalte dental
  - Diarreas

- **Adolescencia.** Sin ser comunes en todos los casos, se muestran como síntomas representativos en esta etapa los siguientes:

  - Anemia ferropénica
  - Dolor abdominal
  - Estreñimiento
  - Hepatitis
  - Dermatitis atópica
  - Cefaleas
  - Epilepsia

- **Edad adulta.** Sin ser comunes en todos los casos, se muestran como síntomas representativos en esta etapa los siguientes:

  - Apatía
  - Inapetencia
  - Pérdida de peso
  - Osteoporosis
  - Colon irritable
  - Aborto
  - Infertilidad
  - Cáncer digestivo
  - Neuropatías periféricas

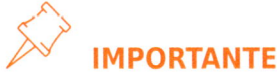

IMPORTANTE

Los síntomas descritos en cada una de las fases explicadas pueden darse en otras de las fases, o incluso no manifestarse en ninguna de ellas. Del mismo modo, es posible observar sintomatologías atípicas.

Como se observa en la descripción de las enfermedades asociadas a la celiaquía, no todas se relacionan con patologías del sistema digestivo, siendo ejemplo de ello las siguientes:

- **Osteoporosis.** La reacción del organismo en relación con su intolerancia al gluten hace que el intestino no asimile bien el calcio y, por tanto, una exposición constante hace que pueda llegar a perderse densidad ósea.
- **Anemia.** La anemia asociada a la intolerancia al gluten se justifica de acuerdo con la dificultad de absorción de ácido fólico y vitamina B12.
- **Dermatitis herpetiforme.** Se trata de una enfermedad de la piel asociada a la celiaquía. Catalogada como enfermedad rara, en la que nuestros propios anticuerpos reaccionan atacando a una proteína de la piel, rompiéndola y dando lugar a pequeñas ampollas y vesículas.
- **Enfermedades neurológicas.** La celiaquía es el principal precursor de las migrañas, así como de otros trastornos neurológicos como la neuropatía periférica, siendo una de las enfermedades más características la ataxia cerebelosa. Esta enfermedad se relaciona con la mala absorción de nutrientes, facilitando la presencia de anticuerpos antigliadina, que atacan al cerebelo y provocan la descoordinación de movimientos, entre otros factores.
- **Enfermedades ginecológicas:** La infertilidad en mujeres y hombres asociada a la celiaquía se relaciona con la imposibilidad de llevar a término el embarazo y en los hombres por presentar niveles menores de testosterona.
- **Enfermedad endocrina.** Enfermedades como el hipotiroidismo de Hashimoto o la diabetes tipo 1 tienen relación con la celiaquía, dada la reacción del organismo, que lleva a cabo la proliferación de anticuerpos que atacan al mismo organismo.

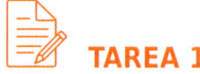

TAREA 1

Belinda lleva unos días asistiendo a comidas informales de trabajo, familia, etc., en las que ha degustado algunos productos que nunca antes había probado. En concreto, eran productos precocinados en los que no se podrían identificar los ingredientes.

Aunque en los primeros días tuvo vómitos y diarrea, ahora le han salido unas manchas en su piel.

¿Es posible que se trate de una reacción frente al consumo de productos con gluten?

Justifica tu respuesta.

- -

4. Resumen

La celiaquía o intolerancia al gluten se ha convertido en una enfermedad común, lo que hace necesario para los profesionales del sector hostelero adquirir información sobre ella, a fin de poder afrontar con seguridad su trabajo.

Ten presente que las peticiones del cliente no solo se centran en el punto de la carne o el tratamiento dado a un pescado. Hoy la atención al cliente, además de un trato correcto y profesional, debe mostrar conocimientos sobre nutrición o las tan temidas alergias o intolerancias, siendo un ejemplo la celiaquía.

La celiaquía es una enfermedad relacionada con la intolerancia al gluten, provocada por un defecto en el tubo digestivo (enteropatía crónica) que no permite digerir aquellos alimentos que tienen gluten y, por tanto, son productos que se deben evitar:

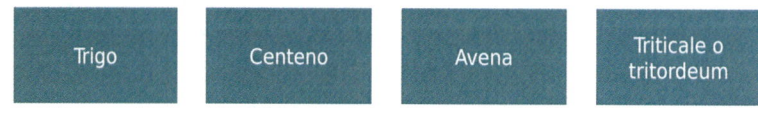

La enfermedad celíaca puede mostrar en el individuo múltiples patologías, que no son comunes en todos ellos, por lo que su diagnóstico es complejo. En la actualidad el método más eficaz se basa en:

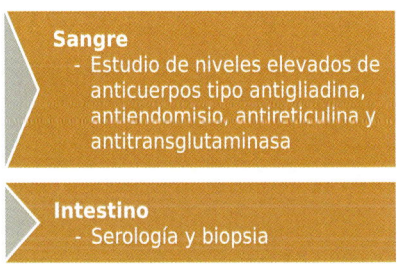

Sangre
- Estudio de niveles elevados de anticuerpos tipo antigliadina, antiendomisio, antireticulina y antitransglutaminasa

Intestino
- Serología y biopsia

Como síntomas más frecuentes de la celiaquía, están los relacionados con:

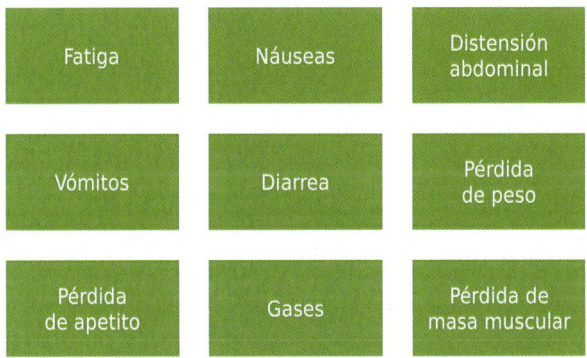

Fatiga	Náuseas	Distensión abdominal
Vómitos	Diarrea	Pérdida de peso
Pérdida de apetito	Gases	Pérdida de masa muscular

Además de los síntomas descritos, es importante destacar que la determinación de algunos síntomas se asocia con una etapa específica de la vida. Así, mientras que en la infancia es posible observar un retraso en el crecimiento, en la edad adulta puede contribuir a la aparición de enfermedades como la osteoporosis o presentar un cuadro crónico de colon irritable.

Ejercicios de autoevaluación
Unidad de Aprendizaje 1

1. Identifica cuál de los siguientes productos debe ser evitado por alguien que ha sido diagnosticado por celiaquía.

    a. Trigo
    b. Maíz
    c. Guisantes
    d. Patata

2. La celiaquía...

    a. ... es una enfermedad infantil, y no se da en otros periodos o etapas de la vida.
    b. ... se relaciona con el consumo de productos ricos en lípidos.
    c. ... propicia la absorción de nutrientes y, por tanto, riesgo de obesidad.
    d. Todas las opciones son incorrectas.

3. El gluten es:

    a. Una grasa
    b. Una proteína
    c. Un mineral
    d. Una vitamina

4. Un intolerante al gluten...

    a. ... debe evitar el consumo de este producto (gluten) en su totalidad.
    b. ... asimila productos ricos en gluten siempre que estén acompañados de fibra.
    c. ... no podrá consumir maíz.
    d. ... debe restringir el consumo de huevo y leche.

5. El consumo de gluten provocará en el celíaco...

    a. ... una reacción del sistema inmunitario.
    b. ... daños en la mucosa y vellosidades del intestino.

c. ... una mala absorción de nutrientes.
d. Todas las opciones son correctas.

6. La celiaquía puede ser tratada con:

a. Fármacos de última generación.
b. Técnicas de medicina osteópata.
c. La adopción de una vida sana en la que el deporte tome una especial consideración.
d. Ninguna afirmación es correcta, dado que el único tratamiento se relaciona con evitar el consumo de alimentos que tengan gluten.

7. ¿Qué técnicas culinarias son apropiadas para el cocinado de productos destinados a celíacos?

a. El estofado.
b. La fritura.
c. El vapor y hervido.
d. Todas las opciones son incorrectas, dado que la técnica de cocinado no afectará al contenido en gluten de la elaboración final.

8. Además de la celiaquía común, clínicamente es posible diferenciar entre:

a. Enfermedad celíaca saliente.
b. Enfermedad celíaca latente.
c. Enfermedad celíaca potencial.
d. Todas las opciones son correctas.

9. Algunos de los síntomas asociados a la celiaquía en cualquier etapa de la vida son:

a. Los vómitos
b. El autismo
c. La osteoporosis
d. La infertilidad

10. ¿Qué relación tiene la celiaquía con enfermedades como la osteo-porosis?

    a. La celiaquía minimiza la asimilación del calcio, que es un factor determinante.

    b. La celiaquía dificulta la absorción de ácido fólico, que es un elemento vital para la prevención de la osteoporosis.

    c. La celiaquía evita el consumo de gluten, proteína vital en la gestión de la enfermedad de la osteoporosis.

    d. No tienen relación, la celiaquía no incide en enfermedades como la osteoporosis.

Clasificación de los alimentos según su contenido en gluten

Contenido

Objetivos

El objetivo general de esta Unidad de Aprendizaje es:

→ Presentar los alimentos según su contenido en gluten.

Los objetivos específicos de esta Unidad de Aprendizaje son:

→ Identificar los alimentos que contienen gluten.

→ Diferenciar entre productos sin gluten y con nivel muy bajo en gluten.

→ Distinguir los aditivos que probablemente contienen gluten.

→ Dominar los alimentos que no contienen gluten.

1. Introducción

Conocer una enfermedad permite darle importancia. Hasta hace no muchos años, al transmitir el hecho de ser celíaco o intolerante al personal de sala o cocina, se planteaba un dilema; para muchos se trataba de un problema que varios de los profesionales resolvían evitando ofrecer el servicio a dicho comensal. Por otro lado, otros no le daban la menor importancia, poniendo en riesgo al comensal.

En la actualidad, la capacidad formativa del personal de hostelería, así como la entrada en vigor de normas que exigen la declaración de los alérgenos en el etiquetado de los alimentos y en la oferta gastronómica de los establecimientos de restauración, han hecho que surja un interés común, que dará como resultado una oferta variada y segura.

Ofrecer un producto libre de gluten y, por tanto, apto para celíacos requiere de primera mano tanto la identificación los alimentos que contienen gluten como las técnicas correctas de manipulación, a fin de evitar la denominada *contaminación cruzada*.

Belinda, como crítica gastronómica, visita hoy el restaurante La Casona, en el que se observa una clara irregularidad por la contaminación cruzada asociada al proceso de fritura, ya que alimentos con y sin gluten son cocinados en la misma grasa. Esto hace que productos como las patatas fritas pasen a ser consideradas no aptas para el celíaco.

2. Alimentos que contienen gluten

 HILO CONDUCTOR

Belinda se reúne con el jefe de cocina del restaurante La Casona para indicarle que, además del trigo, otros cereales como el centeno o la cebada también son ricos en gluten y, por tanto, su servicio tiene que reconocerlos como productos con gluten.

De forma natural, se indican como alimentos no aptos para celíacos aquellos que contienen entre sus componentes el gluten, siendo este una proteína característica en cereales como el trigo, el centeno y la cebada, sin olvidar sus derivados. Además, otro de los cereales identificados como no apto para celíacos es la avena, pues, aunque esta no incluye dicha proteína, sus procesos de recolección y manufactura propician su contaminación y, por tanto, solo aquella avena certificada como *sin gluten* será apta para los celíacos.

Además de los cereales indicados, todos aquellos alimentos que incluyan entre sus ingredientes esta proteína (gluten) no serán aptos para el consumo. Así, por defecto, productos como el pan, las pastas o los productos tradicionales de bollería son un ejemplo de alimentos no aptos para celíacos.

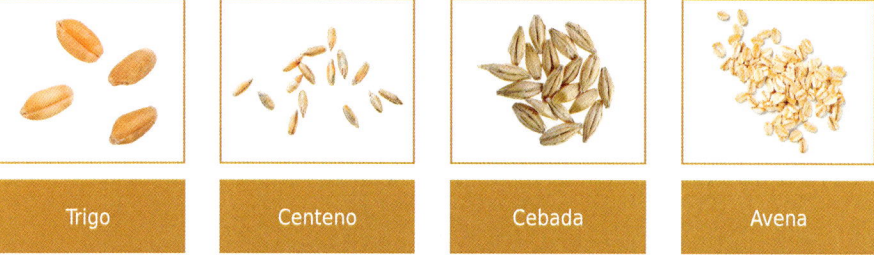

| Trigo | Centeno | Cebada | Avena |

Recuerda que la avena, aunque no posee dicha proteína, se considera no apta para celíacos debido a la contaminación sufrida durante su manufacturación y comercialización.

De forma específica y teniendo presente el desarrollo del Reglamento (UE) n.º 1169/2011 del Parlamento Europeo y del Consejo, de 25 de octubre de 2011, se indica que son cereales que contienen gluten, a saber:

... trigo, centeno, cebada, avena, espelta, kamut o sus variedades híbridas y productos derivados, salvo:

a. Jarabes de glucosa a base de trigo, incluida la dextrosa.

b. Maltodextrinas a base de trigo.

c. Jarabes de glucosa a base de cebada.

d. Cereales utilizados para hacer destilados alcohólicos, incluido el alcohol etílico de origen agrícola.

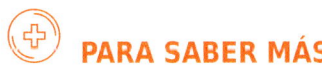 PARA SABER MÁS

Puedes consultar el Reglamento (EU) n.º 1169/2011, accediendo desde aquí:

https://redirectoronline.com/hotr020po0201

- -

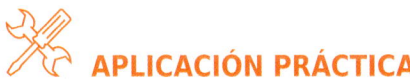 APLICACIÓN PRÁCTICA

Belinda observa que la oferta del restaurante Joya no incluye en las elaboraciones que incluyen la avena como ingrediente la identificación de alérgeno por gluten, por lo que le pregunta al jefe de sala su justificación.

¿Cuál de las siguientes declaraciones del jefe de sala se considera acertada?

- **Se trata de un ingrediente libre de gluten. No es trigo.**
- **Se trata de un producto cocinado y, por tanto, el gluten desaparece en el proceso de cocción.**
- **La avena que utiliza está certificada como libre de gluten, facilitando un sistema de trazabilidad que así lo confirma.**
- **El peso de la guarnición de avena es inferior a 50 g, por lo que no existe riesgo para los celíacos.**

Solución

Pese a que la avena no tiene gluten entre sus componentes, los procesos derivados de su manejo hacen que exista una evidencia de su contaminación y, por tanto, solo aquella avena certificada como sin gluten será apta para celíacos. Los procesos de cocinado o la cantidad del producto servido no son justificantes para evitar dicho reconocimiento. Del mismo modo, la avena no puede ser declarada de forma general como producto sin gluten.

- -

3. Alimentos que probablemente contienen gluten

☞ HILO CONDUCTOR

Belinda, en la columna gastronómica del periódico *La Mundial* declara la cada vez más compleja determinación de qué alimentos tienen o no gluten, ya que, además de aquellos que pueden contener trazas por una inadecuada o inevitable contaminación cruzada, hay aditivos como los almidones modificados que pueden contener gluten, pudiendo estar presentes en yogures, zumos, derivados cárnicos, dulces...

Determinar si un producto contiene o no gluten es una ardua tarea, ya que, aunque entre sus componentes no deba existir la citada proteína (gluten), durante la manipulación o transformación del alimento puede que se haya incorporado el gluten de forma accidental o casual, por una contaminación cruzada.

Además, hay productos como los aditivos estabilizantes (llamados *almidones modificados),* que pueden contener gluten, siendo obligatorio declarar de qué cereal provienen a fin de determinar si llevan o no gluten. Ten presente que estos aditivos son comunes en productos como embutidos, yogures, dulces variados, nata de cocinar...

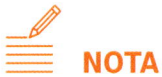 **NOTA**

Los citados almidones modificados se identifican con la letra E más cuatro cifras, que van desde el 1401 al 1450.

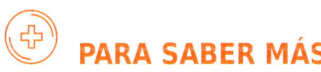 **PARA SABER MÁS**

Podrás acceder al listado completo de aditivos, donde se facilita información sobre sus componentes, características y funcionalidad, accediendo desde aquí:

https://redirectoronline.com/hotr020po0202

3.1. Trazas de gluten en los alimentos

Con el término *traza* se da a conocer la posibilidad que tiene un producto de presentar un elemento que, sin ser propio, ha podido incluirse en su elaboración o manipulación de forma accidental o causal.

El uso del término *(traza)* no se recoge como tal en la normativa referida a la identificación de estos elementos. No obstante, la necesidad de comercializar productos seguros ha hecho que sea un término común para declarar la presencia de alguno de los alérgenos declarados.

Por tanto, se indica como necesario que todo producto en el que se presuma la posible incorporación de un elemento declarado como alérgeno deberá contener en su descripción la siguiente expresión:

"puede contener trazas de..."

Con esta expresión se indica que el producto puede contener cierta cantidad de un alérgeno, aun no formando parte de su formulación.

[33]

EJEMPLO

Siendo las patatas fritas con aceite de oliva virgen un producto en el que la presencia de gluten no debería representar un problema, la gestión asociada a su fabricación posibilita algún proceso que lo compromete, lo que supone un riesgo que se debe declarar.

PATATAS FRITAS CON ACEITE
DE OLIVA

Ingredientes: patatas seleccionadas,
aceite de oliva virgen y sal.

PUEDE CONTENER TRAZAS
DE **LECHE, GLUTEN, SOJA** Y
DERIVADOS DEL **APIO.**

 ACTIVIDAD COMPLEMENTARIA

2. Busca información sobre los aditivos estabilizantes que pueden contener gluten. Además, analiza algunos de ellos y asócialos con algún alimento en el que estén incluidos.

4. Alimentos que no contienen gluten

 HILO CONDUCTOR

El plan de trazabilidad, así como los protocolos de limpieza y desinfección implantados en el restaurante Maireles, permiten asegurar que, pese a trabajar con alimentos de distinta naturaleza, estado y procedencia, no se producen problemas de contaminación cruzada y, por tanto, siempre que no formen parte del grupo de alérgenos declarados por normativa, no tendrán que mostrar indicaciones sobre posibles alérgenos.

Oficialmente y bajo el texto expuesto por el Reglamento de ejecución (UE) n.º 828/2014 de la Comisión de 30 de julio de 2014 relativo a los requisitos de transmisión de información a los consumidores sobre la ausencia o la presencia reducida de gluten en los alimentos, se dicta que:

Sin gluten
- Un producto podrá mostrar en su etiquetado la inscripción "sin gluten" cuando en el momento de su venta al consumidor final no contenga más de 20 mg/kg de gluten.

Muy bajo en gluten
- La inscripción "muy bajo en gluten" podrá ser utiliza para aquellos productos que, aun teniendo entre sus componentes elementos como trigo, centeno, cebada, avena o sus variedades híbridas, o que contengan uno o más ingredientes hechos a partir de estos cereales, procesados específicamente para reducir su contenido en gluten, no contengan más de 100 mg/kg de gluten en el alimento vendido al consumidor final.

IMPORTANTE

La avena o productos que contengan avena, identificados como sin gluten o muy bajos en gluten, deben haber sido elaborados o preparados asegurando la no contaminación de la avena con trigo, centeno, cebada o sus variedades híbridas, y tener en todo caso un contenido en gluten inferior a 20 mg/kg.

PARA SABER MÁS

Puedes conocer más sobre Reglamento de ejecución (UE) n.º 828/2014, accediendo desde aquí:

Continúa en página siguiente >>

<< Viene de página anterior

https://redirectoronline.com/hotr020po0203

Hasta ahora, se ha indicado la denominación de producto sin gluten o con bajo contenido en gluten, partiendo de productos que en sí mismos pueden contenerlo. No obstante, ten presente que existen ingredientes y productos elaborados de forma exclusiva con ingredientes exentos de gluten de forma natural.

El listado de productos sin gluten incluye todos aquellos productos libres de esta proteína y su declaración en el etiquetado no debe ser fraudulenta, es decir, si el producto o gama de productos de forma genérica no contienen gluten, no será necesaria dicha información, ya que puede inducir a error, insinuando que dicho producto tiene características especiales, cuando todos los productos de su gama las poseen.

 EJEMPLO

Al marcar a un tomate como producto "sin gluten" se está cometiendo una irregularidad, ya que, de forma genérica, los tomates no poseen dicha proteína. En cambio, marcar un producto como las croquetas o empanadillas con dicha denominación permite su diferenciación, ya que tradicionalmente estos productos incluyen el gluten entre sus componentes.

4.1. Clasificación de los alimentos y algunas peculiaridades

Del mismo modo que la avena se considera un producto no apto para celíacos, aun no disponiendo de la proteína del gluten entre sus componentes, el trigo sarraceno, aun recibiendo la denominación de trigo, se considera apto, por no presentar esta proteína. Además, sus características nutricionales hacen que se trate de un producto muy interesante, incluyendo de un 10 a un 13 % de proteínas y ocho aminoácidos esenciales, como es la vitamina B2, B3, magnesio y ácidos omega 3 y 6.

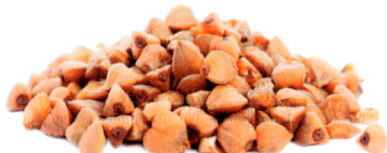

Trigo sarraceno, también denominado trigo negro o alforfón

Citar los productos con gluten requeriría un listado casi interminable. No obstante, es posible agruparlos por familias para dar una idea de la gran variedad de productos incluidos en las pautas alimentarias de este colectivo, pudiendo diferenciar entre:

- **Frutas y verduras.** Frutas comunes, de temporada, tropicales y no tropicales, así como verduras de hoja, tubérculo, bulbo, flor, tallo o brote no aportan contenido en gluten, siempre que se presenten en su estado natural, sin procesar.

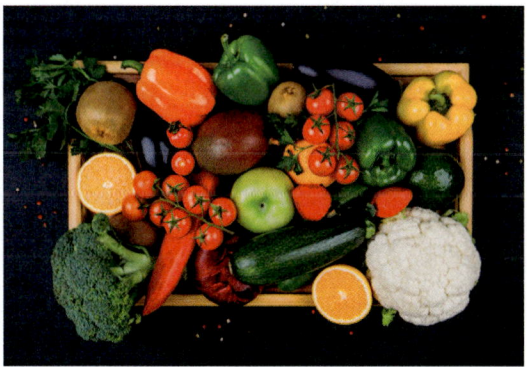

Recuerda que el tratamiento posterior dado a las frutas y verduras puede incidir en su contaminación.

- **Carne, pescado, aves y huevos.** Se trata de productos de origen animal. Una clasificación más exhaustiva puede ser llevada a cabo según raza, calidad, cantidad y tipo de grasa, procedencia, cría... No obstante, siempre que no sufran una contaminación asociada a su manipulación o transformación, su consumo estará indicado para este colectivo.

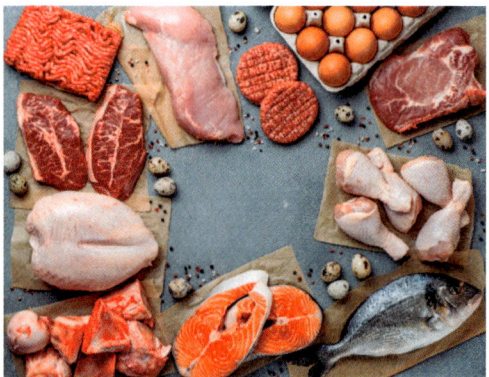

Algunos tratamientos de conservación asociados a esta gama de productos puede incluir el gluten como elemento, por lo que se debe apostar por productos frescos.

⊃ **Legumbres.** Legumbres como los guisantes, soja, alubias, garbanzos, lentejas... son productos libres de gluten. Esta cualidad, junto con las características nutricionales que posee, hace que sea un producto básico para una correcta alimentación.

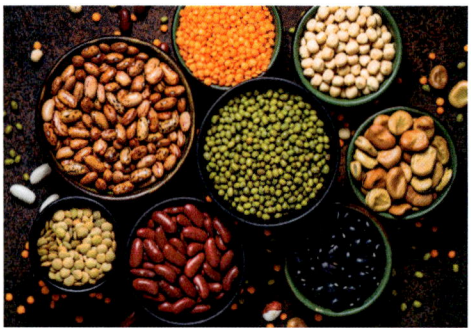

La variedad en cada uno de los tipos de legumbres se relaciona con cambios en sus peculiaridades o características organolépticas, sin mostrar diferencias en su contenido en gluten.

⊃ **Frutos.** Bajo la denominación de *frutos* es posible agrupar a las semillas y productos de arbustos y árboles, recolectados para su consumo. Son ejemplo las castañas, nueces, cacahuetes, almendras, avellanas, pistachos... generalmente denominados *frutos secos*.
Siempre que estén en su estado natural, no contendrán gluten.

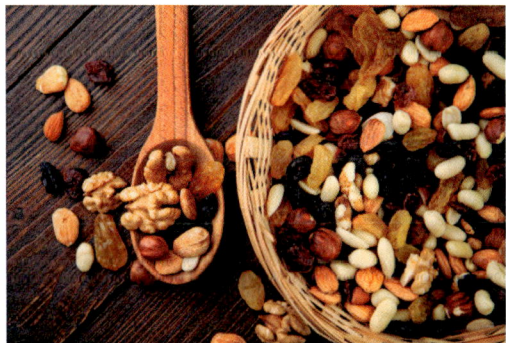

Es importante no confundir la intolerancia al gluten con otros problemas asociados a los frutos secos, como puede ser la intolerancia a los denominados frutos de cáscara.

➲ **Leche y derivados.** Tanto la leche como sus derivados son productos libres de gluten siempre y cuando en su procesado no se produzca una irregularidad que propicie su contaminación o en su formulación se utilicen elementos que incluyan el gluten como proteína.

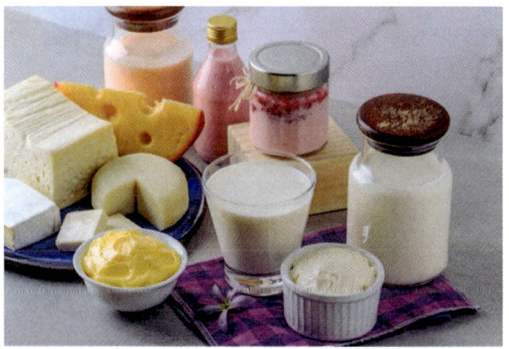

Productos como el queso, el yogur, la cuajada, la mantequilla o incluso postres como el arroz con leche son productos libres de gluten.

➲ **Granos y almidones.** En este grupo es posible incluir productos como el ya citado trigo sarraceno, la quinoa, el maíz, el mijo, el arroz, la chía…, o sus productos derivados, siempre que el procesado no incluya la adición de gluten. Así, es posible encontrar harinas y sémolas de estos productos.

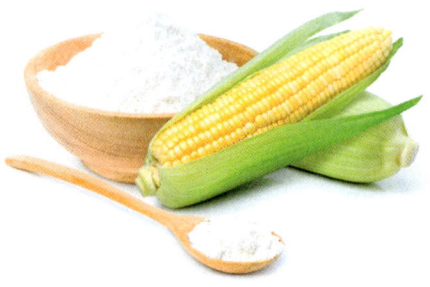

La harina de maíz es uno de los productos sin gluten más utilizados en la elaboración de panes o para la trabazón de salsas o guisos.

 RECUERDA

Cualquier producto libre de gluten puede ser contaminado durante los procesos de manipulación y, por tanto, engrosar la lista de productos no aptos para el celíaco.

 TAREA 2

Belinda está asesorando al restaurante Meat&glutenfree; se trata de un restaurante de comida rápida. En su oferta, no usan como ingredientes productos de procedencia animal ni con gluten, por lo que el pan para las hamburguesas y perritos vegetales es de arroz y maíz.

Belinda pregunta al responsable de gestión si son las únicas premisas por las que se rigen sus recetas, a lo que este le indica que sí.

¿Qué debe hacer saber Belinda al responsable de gestión a fin de cumplir con una oferta libre de gluten?

Justifica tu respuesta.

5. Resumen

El gluten es una proteína presente en productos como el trigo, el centeno, la cebada y las variedades híbridas y productos derivados de estas.

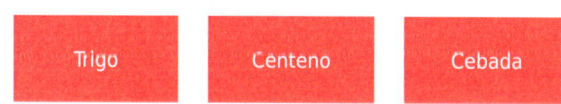

También se indica como no apta para celíacos la avena debido a su procesamiento, ya que de forma natural no incluye el gluten.

Otra gama de productos que tener presentes según su contenido en gluten son aquellos que, pese a no incluir esta proteína de forma natural, en su procesamiento es posible que sea adquirida, lo que se asocia a una inadecuada manipulación o transformación. Dichos productos son identificados con la expresión:

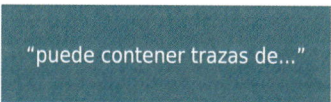

La normativa además presenta como productos que pueden contener gluten al grupo de aditivos denominados *almidones modificados,* representados bajo la letra E más cuatro cifras, que van desde el 1401 al 1450.

Finalmente, no hay que olvidar que según normativa es posible diferenciar entre productos sin gluten y productos con contenido muy bajo en gluten, productos en los que, pese a que entre sus componentes exista dicha proteína, su presencia es muy baja. Asimismo, ten presente la amplia gama de productos que en su estado natural no contienen esta proteína y, por tanto, tampoco afectará a la salud del consumidor.

Ejercicios de autoevaluación
Unidad de Aprendizaje 2

1. Le celiaquía se relaciona con la restricción del consumo de:

 a. Gluten
 b. Vitaminas
 c. Lactosa
 d. Frutos de cáscara

2. ¿Cuál de los siguientes cereales no tiene gluten entre sus componentes de forma natural, aunque se considera no apto para celíacos en relación con su manufacturación?

 a. El centeno
 b. La cebada
 c. El trigo
 d. La avena

3. Según normativa, ¿qué producto a base de cebada no contiene gluten?

 a. Los aditivos.
 b. Los jarabes de glucosa a base de cebada.
 c. Los sometidos a procesos de cocción.
 d. Todas las opciones son incorrectas.

4. De forma general, ¿cuál de los siguientes productos contiene gluten?

 a. El pan.
 b. Las pastas.
 c. Los productos tradicionales de bollería.
 d. Todas las opciones son correctas.

5. ¿Qué normativa indica qué cereales contienen gluten?

 a. El Real Decreto 156/2011 de 6 de febrero.
 b. La Directiva 45/391/CEE.
 c. El Reglamento (UE) n.º 1169/2011.
 d. La Ley 31/1995, de 8 de noviembre.

6. **¿Cuál de los siguientes aditivos no se relaciona con el listado de los llamados *almidones modificados?***

   a. E1401
   b. E1410
   c. E1420
   d. E620

7. **Los productos que han podido adquirir el gluten durante su manipulación o transformación de forma accidental o casual indican en su descripción:**

   a. "Puede contener trazas de gluten".
   b. "Contiene gluten".
   c. "No apto para celíacos".
   d. "Sin gluten".

8. **Un producto que en su etiquetado muestre la mención "Sin gluten" indica que:**

   a. No contiene más de 5 mg/kg de gluten.
   b. No contiene más de 15 mg/kg de gluten.
   c. No contiene más de 20 mg/kg de gluten.
   d. No contiene más de 25 mg/kg de gluten.

9. **Identifica cuál de los siguientes productos no contiene gluten:**

   a. Los tubérculos.
   b. Las frutas.
   c. Las verduras de hoja.
   d. Todas las opciones son correctas.

10. **Las legumbres...**

    a. ... son productos sin gluten.
    b. ... tienen el gluten en su piel, pudiéndose eliminar fácilmente.
    c. ... eliminan el gluten siempre que sean sometidas a una previa congelación.
    d. ... contienen niveles altos de gluten y, por tanto, deben ser eliminadas de la dieta del celíaco.

Recomendaciones para realizar un correcto manipulado

Contenido

Objetivos

El objetivo general de esta Unidad de Aprendizaje es:

→ Establecer pautas correctas de higiene en la manipulación y almacenaje de alimentos, así como en la limpieza y desinfección de superficies y utensilios de cocina.

Los objetivos específicos de esta Unidad de Aprendizaje son:

→ Determinar los principios de higiene que debe cumplir el manipulador de alimentos (hábitos y uniformidad).

→ Detallar el proceso de limpieza y desinfección de utensilios de cocina.

→ Indicar los pasos para la correcta limpieza y desinfección de superficies.

→ Describir las necesidades y protocolos de almacenamiento según tipo de producto.

→ Distinguir el tipo de documentación requerida para el control de los alimentos durante su almacenado.

1. Introducción

Los alimentos dispuestos para su comercialización y consumo no deben suponer un riesgo para el consumidor, por ello la importancia de su correcta identificación y seguimiento.

Centrándonos en las necesidades de los celíacos, es necesario destacar que la labor del manipulador de alimentos es fundamental, ya que, pese a que la gama de productos que poseen gluten son fácilmente identificables, una inadecuada manipulación puede propiciar una contaminación global de todos los productos que entran en contacto con ellos.

La contaminación puede estar propiciada por el empleo de una misma superficie de trabajo para la gestión de alimentos de distinta naturaleza o en distinto estado de conservación o cocinado, por contacto directo entre alimentos o incluso por la implantación de un inadecuado proceso de almacenamiento.

Mecanismos ideados para evitar dicha contaminación se relacionan con la implantación de procesos de marcha hacia delante o la implantación de planes de higiene que garanticen la inocuidad del producto final.

Belinda visita hoy un nuevo restaurante en el que se observa cómo el personal de cocina guarda un control exhaustivo de sus movimientos, limpian las superficies de trabajo cada vez que es necesario o cuando cambian de actividad y lavan y desinfectan las herramientas utilizadas, lo que le transmite una gran confianza.

2. Higiene y manipulado de los alimentos

 HILO CONDUCTOR

Aprovechando que estamos en época de setas, le ofrecen a Belinda un guiso con setas chantarela. Belinda observa que, durante la confección del guiso, el cocinero está realizando al mismo tiempo una bechamel, introduciendo la misma paleta en ambas preparaciones. Esto hace que Belinda rechace el guiso, ya que prevé que este incluya gluten, dado el uso de harina de trigo en la confección de la bechamel. Belinda explica su decisión, lo que propicia que el jefe de sala y personal de cocina le ofrezcan sus disculpas.

La inadecuada manipulación de un alimento puede convertirlo en peligroso para la salud y, por tanto, se considera fundamental la imposición de un control exhaustivo de cada una de las etapas por las que pasa; etapas en las que el manipulador de alimentos desempeña un papel fundamental, ya que, además de determinar las medidas preventivas que imponer, deberá mostrar asepsia en su higiene y conocimientos sobre las técnicas aplicadas.

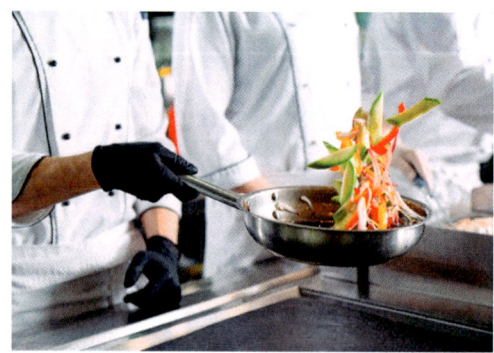

Los principios correctos de higiene y manipulación de los alimentos se asegurarán durante los procesos de recepción, almacenamiento, transformación, emplatado y servicio.

2.1. Higiene del manipulador de alimentos

El manipulador de alimentos tiene contacto directo con los alimentos durante su preparación, fabricación, transformación, elaboración, envasado, almacenamiento, transporte, distribución, venta, suministro y servicio, por lo que se convierte en eje principal y, por tanto, en punto de estudio durante el desarrollo de su actividad laboral, debiendo ser consciente de la extraordinaria responsabilidad que posee.

El manipulador de alimentos debe ser un ejemplo de higiene en cuanto a uniformidad y asepsia personal, considerándose fundamental el lavado y desinfectado de manos, ya que son uno de los principales focos de contaminación de alimentos, asociándose tanto a bacterias y microorganismos patógenos como a la introducción de elementos nutricionalmente distintos, como puede ser la presencia de gluten en alimentos que de forma natural no lo poseen.

Como se ha indicado, las **manos** son uno de los principales vehículos transmisores de bacterias y microorganismos entre alimentos, contribuyendo además a los procesos de contaminación cruzada.

Esto hace necesario indicar la importancia de su cuidado y lavado, mostrándose como esenciales los siguientes pasos:

⮕ **Cuidados.** Se indican como premisas que considerar en torno al cuidado de las manos:

  ↻ Las uñas deben estar limpias y cortas, sin esmalte.
  ↻ No usar cremas o lociones de manos con olor.
  ↻ De presentar heridas, deberán estar cubiertas de forma correcta.

⮕ **Lavado.** Se deberá aplicar un lavado de manos efectivo:

  ↻ Siempre que se acceda al área de preparación de alimentos.
  ↻ Antes de utilizar un equipo o manipular cualquier alimento.
  ↻ Después de usar el baño.
  ↻ Cuando se retorne al trabajo después de asistir a otra actividad.
  ↻ Después de fumar, tocarse la nariz o comer.
  ↻ Después de cambiar de actividad en la misma área de trabajo.
  ↻ Después de manipular alimentos desechados, basuras y desperdicios.
  ↻ Previo a la manipulación de alimentos que no sufran un posterior cocinado o calentamiento.
  ↻ Entre la manipulación de alimentos crudos y cocinados.

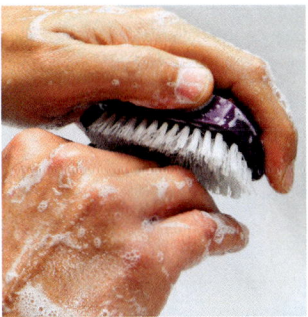

Un lavado efectivo de manos requiere usar jabón y agua caliente, aplicando un frotado intenso por la palma, entre los dedos y por el reverso de las manos, así como por el antebrazo, y usando además el cepillo de uñas.

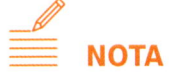

NOTA

Se contempla el uso de guantes siempre que sea posible. No obstante, el uso de guantes no implica que no sea necesario lavarse las manos. Ten presente que

Continúa en página siguiente >>

<< Viene de página anterior

el uso de guantes hace aumentar la sudoración de las manos, lo que, sumado a una mala higiene, hace que los microorganismos se multipliquen con rapidez y contaminen los alimentos por cualquier rotura de estos.

Además de las manos, otros de los elementos o partes del cuerpo que considerar en relación con la higiene del manipulador son estos: **nariz, boca, piel, pelo y ojos.**

El correcto mantenimiento de estas partes del cuerpo requiere considerar las siguientes premisas:

- **Nariz.** De padecer alguna enfermedad como bronquitis, anginas, resfriado, etc., la nariz y el tracto respiratorio estarán cargados de microorganismos y, por tanto, al estornudar, sonarse la nariz o tocarse la nariz, las bacterias pasarán a las manos y de aquí a los alimentos; por tanto, es necesario el uso de pañuelos desechables de un solo uso.
  Del mismo modo, queda prohibido el uso de pendientes. Además, es necesario contemplar una correcta higiene de la nariz consistente en la eliminación del pelo externo por posible caída.
- **Boca.** La boca y labios son un importante foco de bacterias, más aún si se padece alguna enfermedad. Al toser o incluso al hablar las bacterias se diseminan por el ambiente y, durante la manipulación de los alimentos, llegan hasta los alimentos o material en contacto con ellos.
  Será necesario aplicar una correcta higiene de dientes, lengua y encías, así como el uso de elementos que cubran elementos como llagas o herpes.
- **Piel.** La piel es otro foco de microorganismos, ya que acumula sudor, grasa y células muertas. Además, hay personas que de forma natural son portadoras de *Staphylococcus aureus,* que al pasar al alimento proliferan con gran rapidez.
  Se marca como necesario un lavado diario de la piel.
- **Pelo.** El pelo acumula gran cantidad de microorganismos. No obstante, son los estafilococos y elementos grasos los elementos más característicos. En el ámbito de la cocina será necesario cubrirlo para evitar dicha contaminación, así como mantener unas pautas de lavado que aseguren su limpieza.
- **Ojos.** Los ojos pueden ser foco de microorganismos, sobre todo, en los casos en los que se padece alguna infección. Al frotar los ojos con las manos, estas adquieren los microorganismos que después pasarán a los alimentos. Por tanto, es fundamental lavarse las manos tras frotarse los ojos.

○ **Órganos excretores.** El tubo intestinal es un importante foco de bacterias, como la *E. Coli,* la salmonela o *Shigella.* Por ello, es fundamental el correcto lavado de mano tras el uso de los servicios.

2.2. Indumentaria de trabajo

La vestimenta que se debe usar en la industria alimentaria debe ser de uso exclusivo para este fin, por lo que no se puede trabajar con ropa de uso común o calle, ya que se encuentra contaminada con humos, gérmenes y polvo. El mismo cuidado guarda su lavado y mantenimiento, debiéndose llevar a cabo con una frecuencia adecuada que garantice su asepsia. Se recomienda en todo caso el uso de colores claros para así poder detectar las manchas con facilidad.

Es preferible que no tenga bolsillos ni cremalleras y que sea de un tejido que absorba fácilmente el sudor. Además, debe ser cómoda para facilitar el movimiento de los operarios.

Siempre que se alterne la manipulación de alimentos con otras actividades como la limpieza o el manejo de basuras, se deberá usar una vestimenta diferente y apropiada para cada actividad.

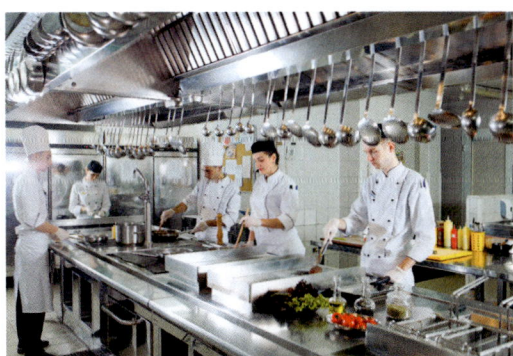

El uniforme deberá mantenerse limpio para garantizar su asepsia.

Elementos de protección

La vestimenta utilizada deberá permitir la seguridad del trabajador, así como la integridad del alimento, evitando su contaminación. De acuerdo con este principio, existe gran variedad de elementos complementarios relacionados con la uniformidad del manipulador. Entre ellos cabe destacar los siguientes:

- **Cubrecabeza y mascarilla**. Utilizado para evitar posibles contaminaciones asociadas a la caída de pelo, este debe recoger el pelo en su totalidad. Pueden estar representados por una simple rejilla o malla. Su mantenimiento también debe asegurar una correcta higiene, para lo que debe ser sometido a lavado de forma pertinente.
- **Mandil o peto.** Prenda muy funcional que permite proteger la indumentaria principal del manipulador. Puede ser cambiada de forma inmediata para adaptarse a las diferentes tareas que llevar a cabo.
  Existen al respecto dispositivos específicos cuya función es la protección del manipulador, evitando cortes o pinchazos o incluso evitando mojar al manipulador.
  Al igual que el resto de elementos condicionados a entrar en contacto con el manipulador, requiere de una correcta higiene, por lo que también debe ser higienizado tras su uso, conservándose seco y aislado de cualquier contaminación.
- **Bata y protector térmico.** Dadas las condiciones de temperatura en que en ocasiones desarrolla su actividad, al manipulador le es necesario complementar la uniformidad básica con elementos de protección como las batas o protectores de frío.
  Dichos elementos deben tener el mismo tratamiento que la indumentaria básica, ya que de forma directa o indirecta entrarán en contacto con los alimentos. Por tanto, y pese a ser normalmente elementos de uso colectivo, debe establecerse y asegurarse su higienización.
- **Calzado.** Parte fundamental de la indumentaria de trabajo, está representada por el calzado. Debe ser igualmente de uso exclusivo y adecuado para evitar riesgos de resbalones. Debe estar limpio y será el adecuado según la tarea que llevar a cabo, por lo que en ocasiones presenta zonas reforzadas.
  Su uso supone un gran riesgo en torno a la posible contaminación cruzada, por lo que su mantenimiento requiere de un interés especial, que se complementará con el uso de desinfectantes de huella, consistente en la instalación de dispositivos de desinfección en la entrada y salida de zonas blancas o limpias.

2.3. Manipulado de los alimentos

Los procesos relacionados con el manipulado de los alimentos en el sector de la restauración permiten diferenciar de forma específica los procesos de recepción, almacenamiento, transformación y servicio.

Pese a que cada proceso muestra unas especificaciones propias, todos ellos persiguen mantener las características organolépticas del producto, asegurar su trazabilidad y evitar la contaminación. Por ello, a continuación se profundizará en las acciones que llevar a cabo en cada uno de los procesos:

- **Recepción de mercancía.** Durante la recepción de mercancías se deberá comprobar el estado de limpieza del medio de transporte, así como el estado general de la mercancía, incluyendo temperatura, estado del embalaje, fecha de caducidad, cantidad y calidad, diferenciando entre las características propias de cada producto según su naturaleza (perecedero, no perecedero y semiperecedero).
- **Almacenamiento.** Comprobada la calidad de los productos recepcionados, se deberá proceder de forma inmediata a su almacenamiento, evitando en todo momento la **contaminación cruzada** de los productos, así como la **rotura de la cadena** de frío. Al mismo tiempo, se deberá recurrir a los registros de trazabilidad y almacenamiento para llevar a cabo una rotación de los productos almacenados (rotación de *stock*).
- **Transformación.** El proceso de transformación deberá llevarse a cabo atendiendo a las características del producto y a las necesidades de elaboración, debiéndose respetar las temperaturas y tiempos de cocción, técnicas de racionado y cocinado, etc. Es fundamental llevar a cabo un correcto aprovechamiento de la materia prima, así como una correcta eliminación de residuos, evitando al mismo tiempo la contaminación cruzada durante todo el proceso. En esta fase, además será fundamental considerar la temperatura de seguridad, que se establece para el servicio de elaboraciones calientes la superior a 70 °C y en elaboraciones frías a 4 °C. Además, durante los procesos de cocción, será fundamental el uso del abatidor de temperaturas, que reduce el riesgo de contaminación.
- **Servicio.** El servicio deberá asegurar la integridad del producto elaborado, respetando los tiempos y características del producto servido. Así, ante posibles regeneraciones de elaboraciones servidas calientes, no se deberán sobrepasar las dos horas de regeneración, así como asegurar en todo momento temperaturas superiores a los 70 °C, **evitando la proliferación de microorganismos.**
  A su vez, aquellos productos o elaboraciones culinarias servidas en frío tendrán que presentar una temperatura en torno a los 4 °C.

3. Utensilios de cocina

☞ HILO CONDUCTOR

Belinda sigue observando los procesos llevados a cabo en la cocina del restaurante visitado hoy. Se percata del uso de marmitas de aluminio muy deterioradas donde se está llevando a cabo la confección de los fondos y caldos. Esto provoca que Belinda se levante y deje de comer, ya que se ha mostrado que el aluminio desprende partículas durante el cocinado cuando este se lleva a cabo a altas temperaturas, tiempos largos y con ingredientes ácidos.

- -

La manipulación y elaboración culinaria requiere del uso de útiles, maquinaria y herramientas, elementos que, sin duda, entrarán en contacto directo con los alimentos y, por tanto, deberán ser seguros, y no propiciar la contaminación o alteración. Dichos elementos deberán estar diseñados para facilitar su uso y disponer de un formato acorde a las necesidades de producción.

El material utilizado para la fabricación de los útiles no debe representar un peligro para la salud humana y no transmitir elementos o partículas no autorizadas o que alteren las características organolépticas del alimento durante su empleo, indicándose de forma específica en el Reglamento (CE) n.º 1935/2004 del Parlamento Europeo y del Consejo, de 27 de octubre de 2004, que:

> *... cualquier material u objeto destinado a entrar en contacto directa o indirectamente con alimentos ha de ser lo suficientemente inerte para evitar que se transfieran sustancias a los alimentos en cantidades lo suficientemente grandes para poner en peligro la salud humana, o para ocasionar una modificación inaceptable de la composición de los productos alimenticios o una alteración de las características organolépticas de estos.*

PARA SABER MÁS

Para conocer más sobre el Reglamento (CE) n.º 1935/2004 del Parlamento Europeo y del Consejo, de 27 de octubre de 2004, puedes hacerlo accediendo desde aquí:

Continúa en página siguiente >>

<< Viene de página anterior

https://redirectoronline.com/hotr020po0301

De entre los materiales que las distintas normas indican como aptos (considerando en todo momento las restricciones facilitadas por normativa para cada uno de ellos), el acero inoxidable y los plásticos de alta densidad son los más usuales en la fabricación de los utensilios, dada su alta resistencia, durabilidad y fácil limpieza y desinfección, propiedades fundamentales en el desarrollo de la actividad.

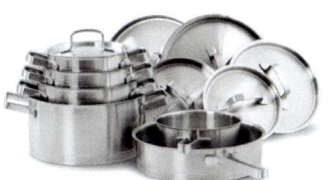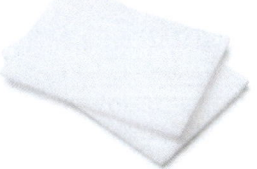

El acero inoxidable y los materiales plásticos de alta densidad son idóneos para entrar en contacto con los alimentos.

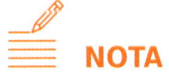
NOTA

El marco regulador actual asociado a los materiales que entran en contacto con los alimentos recoge medidas específicas para cada material (caucho, celulosa regenerada, cerámica, materiales poliméricos, metales y aleaciones, vidrio...) y establece como elemento identificativo para aquellos materiales que aún no estén en contacto con los alimentos cuando se comercialicen, pero su funcionalidad hace que previsiblemente lo vayan a estar, el uso del siguiente símbolo:

Continúa en página siguiente >>

<< Viene de página anterior

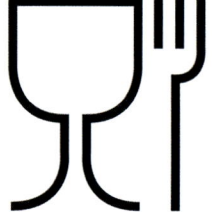

Símbolo indicado (no obligatorio cuando no haya dudas sobre su uso) para los objetos que aún no estén en contacto con alimentos cuando se comercialicen.

3.1. Limpieza y desinfección de los utensilios de cocina

Bajo el concepto de utensilio es posible incluir a todo objeto fabricado que se destina a un uso manual, así como una herramienta o instrumento indicado para una actividad profesional.

En el ámbito de la cocina profesional, los utensilios pueden llegar a ser innumerables, y no digamos en la gestión general del sector hostelero.

Centrándonos en la información sobre el correcto manipulado de las herramientas, es necesario como principio básico describir **sus necesidades de limpieza y desinfección.** Se debe adaptar al tipo de suciedad y material, poniendo en práctica el método más eficaz, ya sea manual o mediante el empleo de máquinas, según sean sus características. Dichos procedimientos deben asegurar la limpieza y desinfección antes, durante y después de los procesos productivos, de modo que:

Antes
- Los procedimientos preoperacionales deben asegurar la limpieza y saneamiento de las instalaciones o equipos antes de dar comienzo a las operaciones.

Durante
- Los procedimientos operacionales deben asegurar el mantenimiento de una higiene adecuada durante las operaciones.

Después
- Los procedimientos posoperacionales se llevan a cabo al terminar la producción diaria para evitar la permanencia de residuos y suciedad.

En cada una de las fases es necesario establecer qué productos se van a usar, los procedimientos, la frecuencia, la persona que lleva a cabo el proceso, etc., así como describir las medidas que tomar de forma correctiva en caso necesario, dado que el mantenimiento de la higiene de los utensilios influirá directamente sobre la salubridad e higiene del producto final.

De forma general, los procedimientos que llevar a cabo establecen como fases las siguientes:

1. **Prelimpieza.** Es la primera de las fases y su propósito es la eliminación grosera de la suciedad, grasas, etc. Se llevará a cabo mediante el barrido, el raspado o frotado.
2. **Limpieza.** Se trata de la segunda de las fases, consiste en la eliminación de las grasas, la suciedad, etc., mediante el empleo de detergentes.
3. **Enjuagado intermedio.** Consiste en la eliminación de toda la suciedad disuelta y del detergente usado en la fase anterior.
4. **Desinfección.** Consiste en la destrucción de las bacterias mediante el empleo de un desinfectante, o la aplicación de una corriente de agua caliente a unos 82 °C.
5. **Aclarado final.** Se trata de la adicción a la superficie para eliminar los restos del desinfectante.
6. **Secado.** Es la última de las fases y permite la eliminación del agua, con lo que se evita la poliferación de bacterias. Para ello, es preciso usar corrientes de aire seco o paños correctamente higienizados.

 SABÍAS QUE...

Para optimizar los procesos de limpieza y desinfección de las herramientas y superficies es posible basarnos en el denominado círculo de Sinner, en el que se conjugan los cuatro factores que intervienen en el proceso: acción mecánica, acción química, tiempo de contacto y temperatura.

- -

 ACTIVIDAD COMPLEMENTARIA

3. Busca información sobre el denominado círculo de Sinner, dada la importancia que supone su seguimiento para asegurar el mayor rendimiento de los insumos y tiempo asociados a los procesos de limpieza y desinfección.

- -

3.2. Manejo de los utensilios de cocina

De forma básica, los utensilios de cocina pueden ser clasificados como mecánicos y no mecánicos o manuales. En ambos casos, su manejo debe asegurar su correcta funcionalidad, evitar un deterioro prematuro y prevenir riesgos para la persona que los maneja. El cumplimiento de estas premisas hace necesario contemplar que su fabricación cumpla con las exigencias normativas en cuanto a materiales y ergonomía, que los materiales con los que se fabrican sean aptos para entrar en contacto con los alimentos y que se lleve a cabo un manejo adecuado.

Dado que los materiales y ergonomía forman parte de exigencias normativas, es importante describir las premisas asociadas a un manejo correcto, estableciéndose como fundamentales las indicaciones dadas para los utensilios mecánicos y no mecánicos o manuales:

➲ **Utensilios manuales.** Las premisas que considerar son las siguientes:

   ◑ Si dichos utensilios muestran elementos cortantes, deberán ser utilizados aplicando una técnica correcta, tanto en los procesos de corte como de limpieza, desinfección y mantenimiento. Es vital este último para su correcto uso, según el cual se debe aplicar y mantener un afilado adecuado.

   ◑ Si los utensilios muestran elementos desmontables, se deberá asegurar su sujeción y correcto montaje tras su uso, limpieza y desinfección.

   ◑ En cuanto a utensilios con partes poco accesibles o con elementos que facilitan la acumulación de suciedad, se deberá garantizar una limpieza exhaustiva, que garantice su asepsia, pudiendo contemplar el uso de técnicas de limpieza propias.

   ◑ En ningún caso se modificarán los elementos de fábrica con la finalidad de conseguir un mayor rendimiento, dada la peligrosidad que ello puede conllevar.

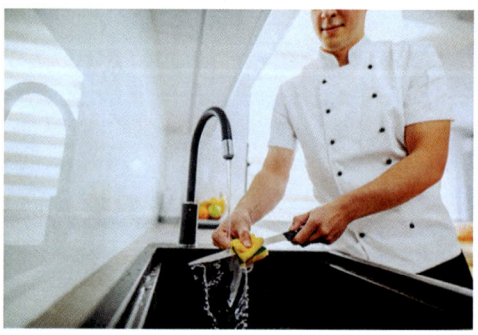

➲ **Utensilios mecánicos.** Las premisas que considerar son las siguientes:

◉ Siempre que el utensilio vaya a ser sometido a procesos de limpieza y desinfección, estos deben ser desconectados de su fuente de alimentación.
◉ Evita la entrada de agua o vapor en los mecanismos, tanto en los procesos de limpieza y desinfección como durante su uso.
◉ Garantiza un adecuado aporte de energía, evitando sobrecargas.
◉ Haz un uso adecuado en cuanto a tiempos de uso, evitando el sobrecalentado.
◉ No alteres los elementos de seguridad de los que dispone este tipo de utensilios.

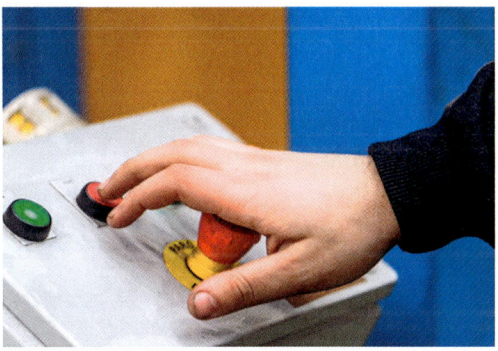

Los dispositivos mecánicos que supongan un riesgo deben disponer de elementos de seguridad, como los botones de parada de emergencia.

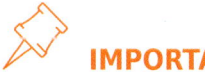 **IMPORTANTE**

En todo caso, cualquier utensilio que entre en contacto con los alimentos deberá ser sometido a limpieza y desinfección siempre que se cambie de actividad o su uso no garantice un correcto funcionamiento o manejo.

ACTIVIDAD COMPLEMENTARIA

4. Busca información sobre símbolos presentes en algunos de los recipientes y utensilios que se destinan a entrar en contacto con los alimentos. Indica su significado.

----

4. Superficies

HILO CONDUCTOR

Belinda ha recibido al dueño del restaurante Gerardo, de nueva apertura, pues quiere contar con ella para que lo asesore en torno al diseño del restaurante. Tras analizar las instalaciones, Belinda se ha reunido con el equipo de diseño del restaurante Gerardo para comunicarle que todos los elementos de madera sin tratar que se han dispuesto en la cocina deben ser sustituidos por acero inoxidable o materiales autorizados, sobre todo las superficies de trabajo, ya que la madera es un material muy poroso que imposibilita su correcto mantenimiento en torno a las necesidades de limpieza y desinfección, lo que contribuiría a la contaminación cruzada de los alimentos y productos.

Las superficies dispuestas en toda instalación destinada al manejo, almacenamiento, transporte o tratamiento de alimentos deben garantizar su asepsia, imposibilitar la contaminación cruzada entre productos tratados, así como impedir la contaminación física o química. Para ello, son materiales idóneos el acero inoxidable y los materiales plásticos de alta densidad, sin olvidar el uso de materiales cerámicos para cubrir superficies como paredes, y las resinas, fundamentales como material empleado para el pavimento, que muestran unas características inigualables.

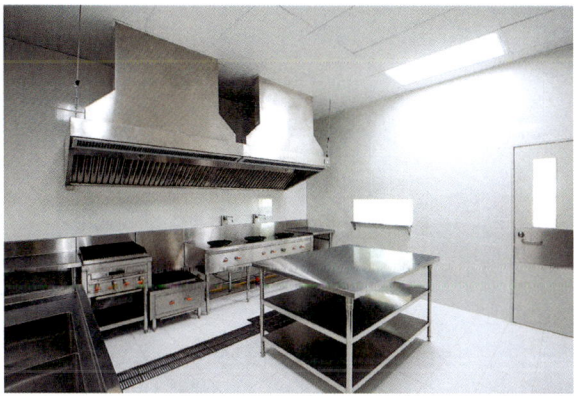

El diseño de las superficies debe facilitar su limpieza y desinfección.

Pese a que los suelos y paredes no entran en contacto directo con los alimentos, las necesidades de limpieza y desinfección de las instalaciones destinadas a la elaboración culinaria hacen que su diseño y tipología adquiera una importancia especial; en el caso de las paredes, los materiales cerámicos, el acero inoxidable y los materiales plásticos son los elementos más utilizados para cubrirlos, ya que no presentan porosidad (o muy baja) y propician la implantación de métodos de fácil limpieza y desinfección.

En cuanto a los suelos, se debe indicar que en la actualidad existe una gran diversidad de materiales para su construcción, y todos ellos muestran durabilidad y resistencia al desgaste, así como propiciar la implantación de los procesos requeridos para su limpieza y desinfección.

De la disponibilidad de materiales asociados al recubrimiento de los suelos, además del uso de elementos cerámicos (baldosas), en la actualidad, el desarrollo de las denominadas *resinas* ha facilitado suelos sin uniones, antideslizantes y con gran resistencia al desgaste, por lo que es el material más seguro y empleado.

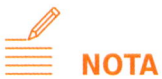

NOTA

Existe gran diversidad de resinas como elemento para cubrir el suelo, entre ellas, destacan las de metacrilato, poliuretano, poliuretano-cemento y epoxi, todas ellas impermeables, ignífugas, resistentes y de fácil limpieza y desinfección.

4.1. Mantenimiento (limpieza y desinfección) de las superficies

Toda superficie destinada a formar parte de las instalaciones que de forma directa o indirecta entrarán en contacto con los alimentos debe presentar un diseño y material de construcción/fabricación adecuados, facilitando su uso y manejo y contribuyendo a la implantación de un correcto proceso de limpieza y desinfección, que estará fundamentado en la observación de estos tres pilares:

- **Uso de productos adecuados.** Los productos que se van a usar no deben alterar las características de las superficies y deben facilitar la limpieza según el tipo de suciedad. Su uso y dosificación se establecerá según las indicaciones dadas por el fabricante. Los productos utilizados deben ser específicos para la industria o sector alimentario y ser almacenados en un lugar fijo y cerrado y siempre en sus envases originales. Ejemplo de este tipo de productos en el ámbito de la industria alimentaria son:

  - Compuestos clorados
  - Compuestos yodados
  - Compuestos bromados
  - Compuestos de amonio cuaternario
  - Desinfectantes ácidos
  - Desinfectantes aniónicos ácidos
  - Ozono

- **Imposición de protocolo requerido.** Además de los pasos básicos asociados al proceso de limpieza y desinfección general (prelimpieza, limpieza, enjuagado, desinfección, aclarado y secado), es necesario observar los procesos o técnicas propias del tipo de suciedad y superficie, a fin de garantizar la máxima efectividad en el proceso.
  Algunos ejemplos de estos principios son los siguientes:

  - Nunca barrer el suelo en seco mientras se estén preparando alimentos.
  - Retirar o reubicar los productos alimenticios previo al proceso de limpieza.
  - Cubrir los equipos eléctricos.
  - Someter a procesos de desinfección, desinsectación y desratización con la periodicidad necesaria.
  - Las superficies que no se empleen cotidianamente serán sometidas a un proceso de limpieza y desinfección previo a su uso.
  - Dejar actuar los productos de limpieza y desinfección según el tiempo establecido por el fabricante.

- Utilizar los EPI requeridos para el uso de los productos de limpieza y desinfección.
- Considerar en todo momento las fichas técnicas y fichas de seguridad de los productos utilizados.
- Usar técnicas acertadas como la definida de doble cubo, la técnica del zigzag y la técnica de barrido húmedo para la limpieza y desinfección de suelos.
- En las paredes, tomar un especial interés en la limpieza de las esquinas, que es el lugar en el que se deposita con mayor frecuencia la suciedad.

- **Frecuencia correcta.** La frecuencia de limpieza y desinfección debe asegurar la no contaminación y evitar la acumulación de suciedad o residuos. Esto advierte que cada zona o superficie deba ser tratada como única, aplicando sobre ella un protocolo de limpieza y desinfección específico y recogido en el plan de limpieza y desinfección, teniendo presente qué se debe limpiar, quién lleva a cabo la tarea, cuándo y con qué frecuencia se debe limpiar, cómo limpiar y desinfectar y con qué llevar a cabo dicha tarea, y dando prioridad a aquellas superficies que hayan estado en contacto directo con los alimentos a fin de que la suciedad no se reseque o incruste.

IMPORTANTE

La limpieza y desinfección de zonas de basuras deberá llevarse a cabo a diario.

NOTA

La limpieza y desinfección de superficies no accesibles (como conductos cerrados o superficies de grandes tanques) requiere de un protocolo propio y específico, y se reconoce bajo el concepto de limpieza *in situ* (CIP) al uso de disoluciones que pasarán por el mismo lugar donde previamente ha pasado el alimento o existe suciedad hasta eliminarla de forma completa.

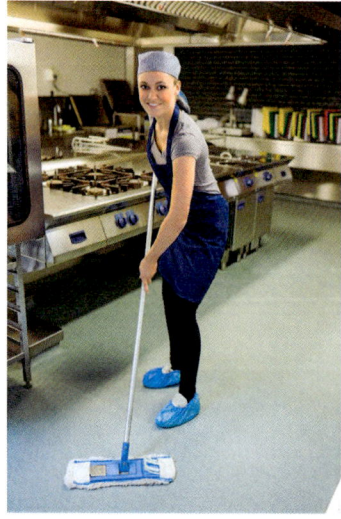

Recuerda que previo al proceso de limpieza y desinfección será necesario cubrir o incluso retirar los alimentos de forma adecuada.

 TAREA 3

A fin de garantizar la higiene de los productos servidos en el restaurante Gerardo, desde la gerencia se ha facilitado, además de una indumentaria completa a cada trabajador, un folleto en el que se plasman las medidas para asegurar la asepsia en los procesos llevados a cabo.

Como responsable de elaborar dicho folleto, ¿qué principios incluirías como imprescindibles?

Justifica tu respuesta.

5. Almacenaje

 HILO CONDUCTOR

Dada la diversidad de alimentos que se van a ofertar en el restaurante Gerardo, Belinda ha dispuesto como necesaria la instalación de tres cámaras de refrige-

Continúa en página siguiente >>

<< Viene de página anterior

ración, la dotación de un armario frigorífico para pescado y timbres en cada una de las partidas, con capacidad para almacenar los productos preelaborados y elaborados requeridos para el servicio. Con ello, además de asegurar la calidad de los productos almacenados, se facilita el flujo de los procesos de manipulación, lo que garantizará una menor contaminación.

Disponer de una oferta segura y de calidad requiere de la imposición de un correcto almacenamiento. Ten presente que la mercancía adquirida puede ser de primera calidad, pero un mal o defectuoso almacenaje puede derivar en la pérdida de esta.

Durante la recepción, almacenamiento y distribución de materias primas no se deben registrar pérdidas, evitando un valor añadido, por lo que se deben imponer medios que aseguren la optimización del tiempo y espacio de almacenado requerido. Además, se ha de cumplir con la organización establecida y utilizar el/los equipos adecuado/s, respetando además las normas de seguridad e higiene.

5.1. Tipos de almacenamiento

El proceso de almacenamiento requiere hacer una primera clasificación, diferenciando entre:

- **Almacenamiento común o en seco.** Representados por espacios secos y limpios en los que los alimentos almacenados son de naturaleza no perecedera. El lugar de almacenado debe contar con unas condiciones perfectas de limpieza, así como de una temperatura en torno a los 20-25 °C. En caso de usar un sistema de almacenamiento basado en estanterías, estas deberán estar fabricadas con materiales autorizados. Su disposición facilitará la limpieza y orden de las zonas, así como una correcta clasificación.
  En ningún caso se dispondrán alimentos sobre el suelo, sino que se hará uso de estantes o elementos que aseguren una separación mínima de al menos 20 cm.
  El estado del envase también es un aspecto que debe considerarse, ya que los envases bien formados y sin roturas evitan la aparición de plagas y la contaminación del producto.
  Los productos de gran volumen y pesados se deberán almacenar en los estantes inferiores y nunca rebasarán la capacidad de resistencia de estos.

Cuando se trata del almacenado de productos de limpieza y desinfección, se requerirá de contar con un armario o lugar específico, que asegure que estos productos no entren en contacto con los alimentos. Asimismo, dada la peligrosidad de estos productos (pueden reaccionar unos con otros o ser inflamables), se deben contemplar las indicaciones del proveedor, así como imponer un *stock* representativo, no en grandes cantidades.

En caso de las bebidas, se deben contemplar sus necesidades específicas de conservación (posicionamiento y temperatura), peculiares para los vinos y cavas/champanes.

⊃ **Almacenamiento en frío.** Representado por equipos frigoríficos y de congelación, permiten la conservación de los productos perecederos.

La temperatura y tiempos de almacenado se determinan según las características establecidas. De forma común en la refrigeración son las temperaturas comprendidas entre 0 y 8 °C, y para la congelación, de -18 a -25 °C.

De forma específica, las temperaturas indicadas como correctas según el tipo de producto permiten diferenciar entre:

◊ Productos preelaborados y productos elaborados/cocinados: de 2 a 4 °C.
◊ Frutas y verduras: de 4 a 8 °C.
◊ Productos lácteos y huevos: de 2 a 4 °C.
◊ Productos cárnicos: de 1 a 3 °C.
◊ Productos de la pesca: de 0 a 2 °C.

Además, y dada la naturaleza o características del producto, son especificaciones que tener presentes:

◊ El almacenamiento y conservación de la carne picada y la casquería se llevará a cabo en un rango de temperaturas de entre 1 y 3 °C, con un tiempo de consumo inferior a 24 horas.
◊ Las carnes maduradas requieren para su conservación o almacenamiento una temperatura inferior a 3 °C, siendo lo habitual a 1 °C.

 IMPORTANTE

El lugar en el que se dispone el alimento durante su almacenamiento debe evitar su contaminación y no contaminar al resto. Así, productos con riesgo de goteo o materias primas con restos de tierra (contaminación física) se dispondrán en las baldas inferiores.

APLICACIÓN PRÁCTICA

Las mermas asociadas a los productos almacenados en el restaurante Gerardo son altas, por lo que te planteas la revisión de las temperaturas y procesos llevados a cabo.

Analizando los siguientes datos ofrecidos, determina cuáles de los parámetros deben ser reestablecidos.

- **El almacén general presenta una temperatura ambiente de 32 °C.**
- **En la misma zona de refrigeración hay productos cárnicos crudos y cocinados.**
- **El almacenamiento del pescado se está llevando a cabo a 4 °C.**
- **La carne picada y casquería está conservada a una temperatura de 2 °C y con fecha y hora que indica no más de 4 horas desde su almacenado.**
- **Las frutas y verduras se almacenan junto con los productos ya elaborados a una temperatura de 3 °C.**

Solución

El rango de temperatura y tiempo de almacenado solo es correcto en el caso de la carne picada y casquería. El resto de producto deben ser recolocados. La temperatura establecida en cada uno de los procesos descritos también es errónea. Recuerda, por ejemplo, que la temperatura ambiente del almacén común no debe sobrepasar los 25 °C o que las frutas y verduras deben conservarse en un rango de temperaturas comprendido entre los 4 y 8 °C.

5.2. Control de los alimentos durante su almacenado

Las características de los alimentos almacenados y la demanda del producto serán dos notas fundamentales a la hora de llevar a cabo el diseño y organización de un almacén y, por tanto, su control.

Una gestión correcta del almacén requiere de un control exhaustivo de los flujos que se producen, lo que requiere del estudio del número de artículos almacenados, el tipo de producto, el *stock* necesario para el correcto funcionamiento, así como la asiduidad de reparto de proveedores. Esto hace que sea requerido un circuito documental eficaz y veraz, representado por la siguiente documentación:

- **Albarán.** Documento en el que se puede comprobar la mercancía que entra en el almacén, y conocer procedencia, pesos, tipo o clase de producto... También da a conocer datos del proveedor, las condiciones de entrega, así como cualquier información de interés a fin de contribuir con la trazabilidad de los productos.
- **Ficha de almacén.** Documento empleado para controlar el movimiento de las mercancías durante su almacenamiento, así como el número de unidades.
  Permite registrar la entrada y salida de mercancías, dando a conocer en todo momento el número de existencias que se posee. Este documento requiere de una actualización constante de acuerdo con la adquisición, devolución o salida de las mercancías.
- **Relevé.** Documento utilizado para llevar a cabo un control exhaustivo del estado de los géneros, a fin de conocer las existencias y las cantidades que es necesario pedir. Su gestión partirá del inventario inicial, añadiendo las entradas y restando el *stock* final, para tener como resultado el consumo del día.
- **Hoja de pedido.** Documento utilizado por cualquier departamento para efectuar un pedido al almacén que dará respuesta a las necesidades de consumo de cada departamento.
- *Transfer.* Documento utilizado para solicitar alimentos o géneros entre departamentos, sin incluir el almacén. Este documento es de suma importancia en relación con la evaluación de los costes de cada departamento, así como también para asegurar la trazabilidad por la que ha pasado el producto.

IMPORTANTE

El seguimiento de este sistema documental permitirá conocer el estado de cada producto en torno a sus entradas y movimientos, lo que permitirá conocer su trazabilidad y detectar cualquier irregularidad asociada al proceso o al producto, asegurando así su higiene y correcto manipulado.

Conocida la documentación asociada al control del almacén, es importante indicar los criterios o premisas que considerar en el proceso, debiendo destacar la importancia que tiene el hecho de llevar a cabo una correcta recepción del producto, ya que el proceso de almacenado será correcto siempre y cuando el proceso de recepción de los productos se haya llevado a cabo de forma correcta. Por ello, a continuación se describen las especificaciones propias de ambos procesos:

- **Recepción de los productos.** Durante la fase de recepción de los productos es importante tener en cuenta, entre otras premisas, el estado de limpieza del medio de transporte utilizado, la gestión del proceso de descarga, así como los gestos y acciones del transportista y personal que lleva a cabo el proceso, debiéndose asegurar que:

  - La temperatura del producto permanece en todo momento en el intervalo correcto.
  - Los productos presentan un etiquetado o identificación adecuada.
  - De disponer de envase estará en perfectas condiciones, y no presentará roturas, abombamiento, abolladuras, etc.
  - Productos frescos como frutas, verduras, carnes, pescados... deben mostrar las características organolépticas propias del producto.
  - Los productos recepcionados coinciden con los descritos en la documentación aportada.
  - Los productos no se encuentran vencidos a la fecha de recepción y cumplen con el periodo establecido como máximo para su aceptación según la prefecha de vencimiento.

- **Almacenaje de los productos.** Los productos recepcionados pasan a denominarse *existencias* y para su almacenamiento será necesario cumplir con las normas y procedimientos establecidos en función de sus características organolépticas y necesidades de uso, diferenciando al respecto entre productos perecederos y no perecederos, así como, entre otros principios, los siguientes:

  - Fecha de recepción
  - Cantidad
  - Fecha de expiración
  - Localización

Además, otra de las premisas importantes a la hora del proceso de almacenado se relaciona con la necesidad de remover al producto de su envase original, para lo cual se debe considerar un rotulado adecuado en el que se indiquen los datos que aseguren su trazabilidad y seguridad (proveedor, lote, fecha de vencimiento...).
Previo al uso del producto será necesario someterlo a revisión, a fin de evitar el uso de cualquier producto con irregularidades, teniendo presente siempre que sea necesario la imposición de análisis de laboratorio para establecer su aptitud de uso.

5.3. Almacenado bajo procesos de hueco libre y hueco fijo

Para garantizar la calidad de los alimentos almacenados, así como minimizar su deterioro y pérdidas, es necesario implantar un sistema organizativo eficaz. Son representativos en las empresas hosteleras los siguientes:

Hueco fijo
- Es un sistema de almacenamiento ordenado donde cada referencia tiene un lugar establecido. Este sistema permite controlar mejor la ubicación de los productos almacenados, adaptando cada hueco a las características físicas de cada tipo de mercancía, pero no permite aprovechar toda la superficie del almacén. Se necesita estimar la capacidad máxima para no tener huecos sin uso, lo que es complicado y probablemente siempre haya espacios sin ocupar.

Hueco libre
- Se trata de un sistema de almacenamiento caótico donde cada ubicación de los productos es diferente en función de los espacios que haya disponibles en cada momento. Este sistema permite aprovechar mejor el espacio del almacén, pero la localización de los productos es más complicada, ya que dependerá de la situación en la que se encuentre el *stock* de productos en cada momento. Esto hace que la implantación de este sistema requiera de un *software* que gestione la ubicación de cada mercancía, que se tendrá localizada en todo momento.

La aplicación de uno u otro sistema organizativo muestra una serie de ventajas e inconvenientes, entre las que destacan:

El sistema de hueco fijo facilita la ubicación y control visual de la mercancía y no requiere de *software* de gestión.

El sistema de hueco variable garantiza un mayor aprovechamiento del espacio y no requiere de prevenir los espacios disponibles ni de la obligación de que cada producto esté en el espacio establecido.

6. Resumen

Ofrecer productos higiénicamente seguros y con la calidad esperada requiere del compromiso de todos los integrantes o componentes del establecimiento hostelero, sin olvidar a los proveedores, considerados como pilar fundamental para la correcta gestión del establecimiento en relación con la trazabilidad e higiene de los alimentos.

El manipulador de alimentos tiene una importante labor en la gestión, transformación y servicio de los alimentos, a fin de brindar alimentos seguros y con unas características organolépticas y de calidad excepcionales.

Todo manipulador deberá guardar especial interés en el lavado y cuidado de:

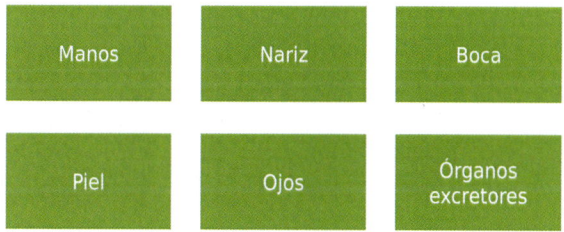

Tampoco se debe olvidar la importancia de la indumentaria de trabajo, indicándose como premisas básicas que:

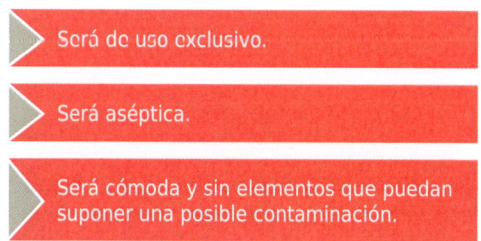

Los utensilios de cocina, al igual que cualquier elemento que vaya a entrar en contacto con los alimentos, deben presentar unas características constructivas adecuadas. Es decir, además de estar fabricadas con materiales adecuados, su diseño deberá garantizar su manejo y mantenimiento, indicándose como necesaria la limpieza y desinfección de los utensilios de cocina antes, durante y después de su uso. Estos son los pasos que se deben seguir:

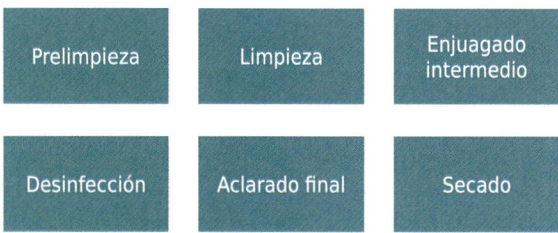

En cuanto a las superficies de trabajo, se debe indicar que su mantenimiento debe considerar tres pilares fundamentales, como son:

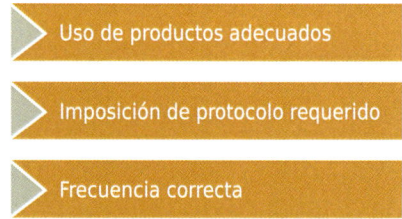

La actividad relacionada con el almacenaje de los alimentos o productos guarda una especial importancia en el aseguramiento de la higiene y calidad alimentaria, diferenciando en primer lugar entre las necesidades propias para el almacenamiento común o en seco y el almacenamiento en frío, para lo cual se deben considerar las siguientes premisas:

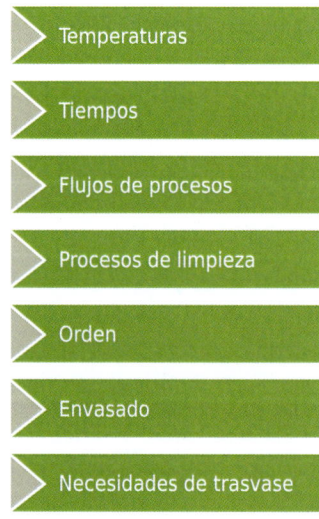

Finalmente, el control del almacén requiere del uso de documentación específica, siendo importante conocer al menos la existencia de documentos tales como albarán, ficha de almacén, relevé, hoja de pedido y *transfer*.

Ejercicios de autoevaluación
Unidad de Aprendizaje 3

1. Indica si las siguientes afirmaciones son verdaderas o falsas.

a. En el cuidado de las manos del manipulador es fundamental llevar las uñas cortas, limpias y sin esmalte.

- Verdadero
- Falso

b. Usar cremas o lociones de manos con olor se considera correcto para el cuidado de las manos que todo manipulador debe perseguir.

- Verdadero
- Falso

2. Indica en cuál de los siguientes casos será necesaria la aplicación del lavado de manos en el manipulador.

a. Siempre que se acceda al área de preparación de alimentos.
b. Cuando se retome el trabajo después de asistir a otra actividad.
c. Entre la manipulación de alimentos crudos y cocinados.
d. Todas las opciones son correctas.

3. ¿Cuál o cuáles de los siguientes contaminantes se asocian a unas pautas de lavado insuficientes del pelo, por lo que es necesario cubrirlos para evitar dicha contaminación?

a. Los estafilococos y los elementos grasos
b. La listeria
c. La *E. Coli*
d. La salmonela

4. ¿Los ojos pueden ser un foco de contaminación asociada a microorganismos?

a. No, en ningún caso.
b. Sí, solo en el caso de mujeres.

    c. No, dado que no entran en contacto directo con los alimentos.

    d. Sí, sobre todo en los casos en los que se padece alguna infección.

5. **Identifica cuál de las siguientes bacterias se relaciona con los órganos excretores:**

    a. *E. Coli*

    b. Salmonela

    c. *Shigella*

    d. Todas las opciones son correctas.

6. **En cuanto a la indumentaria de trabajo para el manipulador de alimentos, se indica como premisa correcta:**

    a. La disposición de bolsillos se considera fundamental, y facilita así la labor del manipulador.

    b. Será de uso exclusivo, colores claros y cómoda.

    c. Será de colores oscuros y de tejidos que no absorban las manchas.

    d. Todas las opciones son incorrectas.

7. **En el proceso de recepción de mercancía es necesario comprobar:**

    a. Temperatura.

    b. Estado del embalaje.

    c. Fecha de caducidad, cantidad y calidad.

    d. Todas las opciones son correctas.

8. **Para evitar riesgos relacionados con los microorganismos, los productos servidos en caliente deben presentar una temperatura superior a:**

    a. 50 °C

    b. 60 °C

    c. 70 °C

    d. 90 °C

9. ¿Cuál de las siguientes normativas indica los principios que considerar en torno al material que entra en contacto con los alimentos?

   a. Reglamento (CE) n.º 1935/2004
   b. Real Decreto 156/2010
   c. Ley 15/2009
   d. Directiva 45/2004

10. ¿Cuál de los siguientes materiales son aptos para las superficies y utensilios de cocina que entran en contacto con los alimentos?

   a. El acero inoxidable.
   b. Materiales plásticos de alta densidad.
   c. Materiales cerámicos y resinas.
   d. Todas las opciones son correctas.

Menús para celíacos

Contenido

Objetivos

El objetivo general de esta Unidad de Aprendizaje es:

→ Desarrollar menús aptos para celíacos, promoviéndolos en la oferta del restaurante.

Los objetivos específicos de esta Unidad de Aprendizaje son:

→ Reconocer los principios que debe cumplir un menú para ser considerado apto para celíacos.

→ Definir las premisas para considerar que un menú es correcto.

→ Conocer la normativa relacionada con las necesidades de declaración de los alérgenos en alimentos o productos envasados y no envasados.

→ Detallar los aspectos fundamentales en torno a la elaboración de una carta de restaurante y la exposición del menú, de elaboraciones y de alimentos que en ella se incluyan.

1. Introducción

Conocida la enfermedad celíaca, los alimentos que contienen gluten, así como las técnicas que imponer para la correcta manipulación y tratamiento de alimentos, es preciso indagar en la composición de los menús destinados a este colectivo, así como en cuál es su correcta presentación en la oferta del restaurante.

Como principio fundamental, es preciso recordar que en la composición de los menús para celíacos no se podrán incluir ingredientes como trigo, espelta, cebada, centeno y avena, por su contenido en gluten. Además, la manipulación a la que cualquier otro ingrediente se somete debe asegurar su no contaminación con este elemento (gluten), es decir, se debe evitar la contaminación cruzada, por lo que la labor del manipulador es fundamental.

Habiendo asegurado la selección y uso correcto de los ingredientes, ahora es necesario establecer cómo debe ser su presentación en la oferta o carta del establecimiento, lo que requiere contemplar las exigencias normativas asociadas a los alérgenos y sus necesidades de declaración. Se puede destacar entre otros el Real Decreto 126/2015, de 27 de febrero, por el que se aprueba la norma general relativa a la información alimentaria de, entre otros, los alimentos que se presenten sin envasar para la venta al consumir final y a las colectividades.

Belinda, en su día a día, observa cómo la imposición de la normativa y el cada vez mayor interés de los manipuladores de alimentos sobre este y el resto de alérgenos hace que sea patente una oferta segura para este público, de lo que es un ejemplo el restaurante Escarzano, el cual dispone en sus menús de una gran variedad de elaboraciones libres de gluten.

2. Elaboración de menús aptos para celíacos

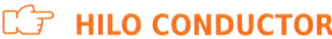 **HILO CONDUCTOR**

El restaurante Escarzano sorprende a sus comensales con menús libres de gluten, con una composición muy atractiva y equilibrada basada en productos sin procesar, frescos y de temporada, entre los que se encuentran todo tipo de carnes, pescados, verduras, frutas y hortalizas, legumbres y huevos.

El celíaco tiene que evitar el consumo de alimentos con gluten, que es su única restricción, lo que permite al restaurador ofrecer una oferta gastronómica variada y completa, en la que la exclusión de ciertos productos habituales y tradicionales, como son el pan o la pasta, no supone problema, pues pueden ser sustituidos por otros gracias a la reformulación de sus ingredientes.

Recuerda que el celíaco puede consumir productos tales como legumbres, hortalizas, verduras, frutas, huevos, pescados y carnes, así como una gran variedad de cereales libres de gluten como pueden ser, entre otros, el arroz, el maíz, el mijo o la quinoa. Esto hace que plantear un menú sin gluten no suponga un esfuerzo superlativo, sino que bastará con el cumplimiento de dos principios:

- **Usar productos sin gluten.** Recuerda que el celíaco no tolera el gluten y, por tanto, la confección del menú no debe incluir entre sus ingredientes trigo, espelta, cebada, centeno y avena.
  El resto de ingredientes (carnes, pescados, legumbres, frutas, verduras o incluso algunos cereales) son asimilados siempre que no presenten trazas de gluten.
- **Evitar la contaminación cruzada (trazas de gluten).** Las necesidades de recepción, almacenamiento, transformación, envasado y servicio de los alimentos deben asegurar una manipulación adecuada a fin de evitar la contaminación cruzada entre los productos tratados.
  Al respecto es importante tener presente que:

  - Los aceites de fritura se convierten en un importante foco de contaminación debido a su uso indiscriminado en el cocinado de alimentos ricos en gluten (rebozados y empanados elaborados con harina de trigo) y la fritura de elaboraciones o productos sin gluten (patatas, huevos, pescados...).
  - Las tablas de corte, herramientas, útiles y maquinaria, así como superficies de mesas de trabajo, planchas y parrillas en las que se lleven a cabo distintas tareas, deben ser sometidas a un proceso exhaustivo de limpieza y desinfección tras cada uso.
  - El uso discriminado de utensilios de servicio para distintas elaboraciones o incluso las manos del manipulador, si no han sido sometidas a un correcto proceso de lavado, se convierten en un foco de contaminación cruzada.

Teniendo presente la necesidad de no incluir gluten, el resto de principios que tener presentes en la formulación de menús se relaciona con las necesidades nutricionales del colectivo al que se dirige, cuyo objetivo fundamental es una **alimentación saludable y equilibrada,** lo que requiere que su desarrollo esté basado en la inclusión de alimentos variados y en cantidad apropiada, dando mayor importancia en todo caso a la calidad sobre la cantidad. Asimismo, para hacer frente al diseño de un menú correcto, es necesario que su desarrollo cumpla con los siguientes principios:

Actual
- Los menús deben reflejar la demanda actual, modificándose siempre que sea necesario según costumbres, hábitos, etc.

Real
- Los menús deben formularse según el uso de alimentos y técnicas habituales, siendo realistas y cumpliendo con los objetivos nutricionales para los que se desarrollan.

Adaptable
- Los menús deben posibilitar su adaptación. No deben ser rígidos.

Atractivo, asequible y eficaz
- Los parámetros perseguidos deben facilitar la confección de menús asequibles, atractivos y eficaces.

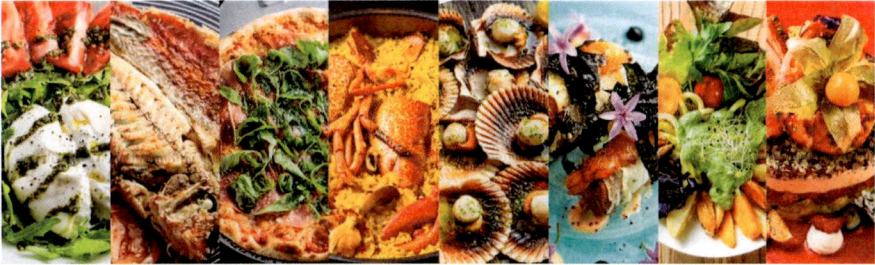

Todo menú debe estar basado en la búsqueda de equilibrio entre variedad y necesidades nutricionales del colectivo al que se orienta.

Gastronómicamente, la confección de todo menú (apto o no para celíacos) debe perseguir la aceptación de los usuarios a la que se destina, para lo cual se deben considerar los criterios presentados a continuación:

➲ **Intensidad de sabores.** La intensidad del sabor o persistencia de las elaboraciones incluidas en un menú deberá incrementar a medida que avanza el consumo. De no ser así, se deberá prever el consumo de algún elemento entre servicios a fin de no saturar el paladar.

- **Materia prima.** Los distintos platos o pases de los que se compone el menú no deben presentar el mismo ingrediente principal o la misma guarnición.
- **Técnicas de cocinado.** Se debe evitar el uso de la misma técnica de cocinado para distintos platos del mismo menú.
- **Salsas.** En el desarrollo de un menú se debe hacer uso de distintas salsas, y se evitará usar la misma salsa base para distintas elaboraciones.
- **Decoración.** La decoración empleada debe ser comestible.
- **Equilibrio.** Las elaboraciones deben mostrar un equilibrio en sus sabores, así como indicar un correcto equilibrio entre sabor y olor, debiéndose evitar platos muy aromatizados y carentes de sabor.

 ## RECUERDA

De forma específica, en la confección de un menú destinado a personas celíacas se debe evitar el uso de productos con gluten, así como la contaminación del resto de productos (libres de gluten) durante los procesos de manipulación (recepción, transformación, almacenaje, servicio...).

 ## ACTIVIDAD COMPLEMENTARIA

5. Busca ingredientes y fórmulas ideadas en sustitución de aquellas cuyo aporte en gluten las hace incompatibles con la alimentación de las personas celíacas.

APLICACIÓN PRÁCTICA

La organización de un almuerzo en el que todos los invitados son celíacos ha hecho que Estrella (responsable del establecimiento) tenga que confeccionar un menú exclusivo para ellos. De las siguientes premisas tomadas en consecuencia, ¿cuáles son acertadas?

Continúa en página siguiente >>

<< Viene de página anterior

- **Sustituye la harina de trigo por harina de avena.**
- **Elimina las legumbres de entre los ingredientes utilizados para la confección del menú.**
- **Se asegura que el aceite de fritura utilizado ha sido renovado, y la freidora limpiada de forma exhaustiva.**
- **Solo presenta productos hervidos, que es una técnica segura para el cocinado de los alimentos.**

Solución

De las premisas establecidas, solo se considera correcta la relacionada con la implantación de una correcta limpieza y renovación del aceite de fritura, que evita que pueda estar contaminado con restos de gluten asociados al uso de frituras con harinas de trigo, pan, etc.

La harina de avena solo sería válida en el caso de confirmar que la procedencia de la avena está certificada como libre de gluten. De lo contrario, pese a que la avena no incluye gluten como elemento, sus procesos de gestión hacen que pueda estar contaminada. Por tanto, solo la harina de avena certificada como libre de gluten puede ser consumida por el personal celíaco.

Las legumbres pueden ser empleadas en el menú, pues son una fuente muy interesante de hidratos y proteínas, sin ser una fuente de gluten.

En cuanto a las técnicas de cocinado, se debe indicar que no afectarán al contenido de gluten de los ingredientes, por lo tanto, no se justifica dicha opción.

---

3. Promoción en las cartas de los restaurantes

 HILO CONDUCTOR

La carta del restaurante Escarzano marca con una pequeña espiga aquellos platos o elaboraciones que contienen gluten. Esto agiliza la gestión de toma de comanda y transmite al comensal confianza y privacidad, dado que en caso necesario no deberá indicar posibles patologías asociadas a restricciones alimentarias.

El gluten está categorizado por normativa como uno de los catorce alérgenos que requieren de declaración, dado que son causa de alergias o intolerancias. En concreto, se ve reflejado en el Reglamento (UE) n.º 1169/2011 del Parlamento Europeo y del Consejo, de 25 de octubre de 2011, que recoge en su anexo II dicha especificación, dando a conocer cuáles son las sustancias o productos que declarar, y el Reglamento Delegado (UE) n.º 1155/2013 de la Comisión, de 21 de agosto de 2013, por el que se modifica el reglamento ya citado en relación con lo referente a la información sobre la ausencia o la presencia reducida de gluten en los alimentos.

Del mismo modo, estas normativas, así como las relacionadas con ellas, dan a conocer los principios que seguir para imponer dicha declaración a fin de evitar un uso indebido.

De forma destacada, es importante dar a conocer los principios impuestos por el Real Decreto 126/2015, de 27 de febrero, por el que se aprueba la norma general relativa a la información alimentaria de los alimentos que se presenten sin envasar para la venta al consumidor final y a las colectividades, de los envasados en el lugar de venta a petición del comprador, y de los envasados por los titulares del comercio al por menor, y el Reglamento de Ejecución (UE) n.º 828/2014 de la Comisión, de 30 de julio de 2014, relativo a los requisitos para la transmisión de información a los consumidores sobre la ausencia o la presencia reducida de gluten en los alimentos, indicándose su uso en los siguientes casos:

En productos o preparados con presencia de gluten inferior a 20 mg/kg.
- Se utilizará en los casos en los que el producto se elabora o procesa específicamente para reducir el contenido de gluten que posee de forma natural y siempre que se pueda garantizar un contenido en gluten inferior a 20 mg/kg en el producto, tal y como llega al consumidor final.

Siempre que no induzca a error al consumidor.
- Podrá ser utilizado solo en aquellos casos en los que la declaración no induzca a error, asociándole al producto propiedades que de forma general todos los alimentos similares poseen.

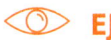 **EJEMPLO**

En productos como carnes, pescados, frutas y verduras, quedará prohibido el uso de estos términos, dado que insinuaría que el alimento posee características especiales, cuando, en realidad, todos los alimentos similares poseen esas mismas características.

 PARA SABER MÁS

Puedes saber más sobre las normativas mencionadas con anterioridad, accediendo desde aquí:

Reglamento (UE) n.º 1169/2011 del Parlamento Europeo y del Consejo, de 25 de octubre de 2011

https://redirectoronline.com/hotr020po0401

Reglamento Delegado (UE) n.º 1155/2013 de la Comisión, de 21 de agosto de 2013

https://redirectoronline.com/hotr020po0402

Continúa en página siguiente >>

<< Viene de página anterior

Real Decreto 126/2015, de 27 de febrero

https://redirectoronline.com/hotr020po0403

Reglamento de Ejecución (UE) n.º 828/2014 de la Comisión, de 30 de julio de 2014

https://redirectoronline.com/hotr020po0404

Considerando estos principios, así como las recomendaciones dadas por colectivos y asociaciones como la FAO o la OMS, se determina que para la confección de las cartas se empleará un distintivo que permita identificar a aquellos platos o elaboraciones que incluyan entre sus ingredientes el gluten. Por tanto, en una carta en la que se presenta la oferta culinaria de un establecimiento, si no se incluye un distintivo para indicar que contiene gluten, se considera que el producto estará siempre libre de este elemento y, por tanto, será apto para celíacos.

Este principio puede parecer contradictorio de acuerdo con el uso de la expresión "sin gluten" o "con bajo contenido en gluten", pero garantiza una menor complejidad en la representación gráfica, que se centra en el reconocimiento de aquellos productos o elaboraciones que sí tienen gluten.

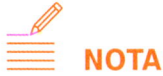

NOTA

La declaración de los alérgenos en las cartas u ofertas del restaurante no son obligatorias por normativa, ya que dicha información puede ser transmitida de forma oral por el personal que atiende. No obstante, la representación de gráficos hace que la gestión sea más eficaz, facilitando la labor de atención y toma de comanda. Por tanto, la representación gráfica de los indicados como alérgenos es una medida implantada de forma general en el ámbito hostelero.

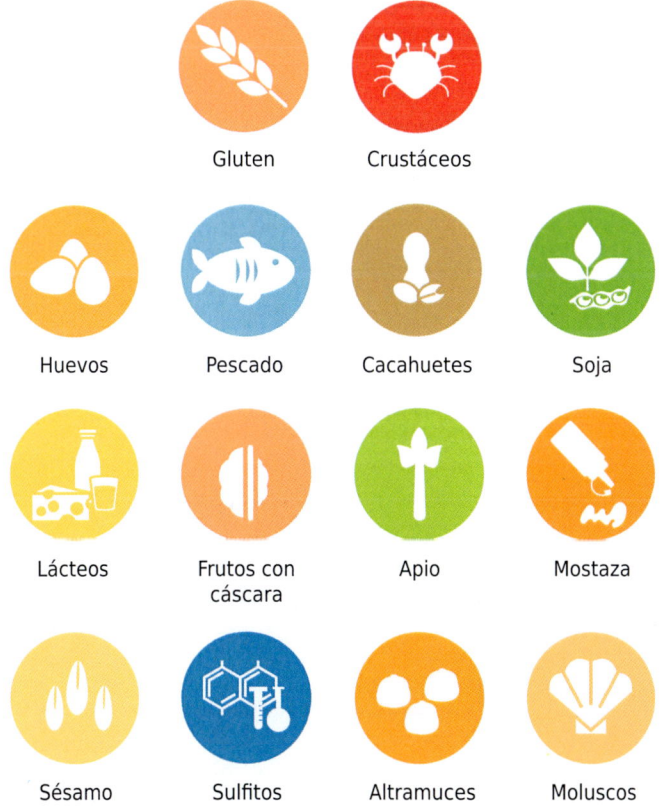

Ejemplo de simbología utilizada para la declaración de alérgenos en la carta u oferta de establecimientos de hostelería

3.1. Justificación de la importancia de declarar los alérgenos en la carta del restaurante

Bajo el término promoción se hace referencia al conjunto de actividades cuyo objetivo es dar a conocer algo o incrementar sus ventas. Este hecho, en relación con la declaración o no de los alérgenos en la oferta del establecimiento, aunque parece no tener una relación directa, sí la tiene. La justifican los siguientes principios:

Para el público en general
- La declaración de los alérgenos facilita una imagen de responsabilidad y control hacia el comensal, transmitiendo confianza y asegurando un correcto tratamiento de los alimentos en torno a las necesidades de producción, trazabilidad, etc. Garantiza una mayor agilidad en los procesos de toma de comanda, pues no requiere que el personal facilite dicha información de forma oral y evita posibles contradicciones y confusiones.

Para el intolerante al gluten o persona celíaca
- Además de aportar confianza al consumidor, le permite reconocer de forma eficaz aquellas elaboraciones o platos que incluyen el gluten como elemento entre sus ingredientes y descartarlas de forma fácil y certera. Asimismo, aporta confidencialidad al usuario, ya que podrá seleccionar las elaboraciones o platos que consumir sin declarar su patología.

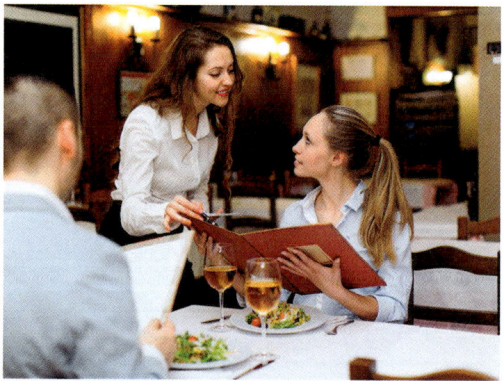

Disponer de carta con la identificación de alérgenos facilitará la gestión de la toma de comanda

3.2. Elaboración de la carta

La carta forma parte de la imagen del establecimiento y, por tanto, su confección debe estar rigurosamente estudiada.

Incluya o no la descripción de los alérgenos, la confección de la carta hace que sea imprescindible considerar los siguientes criterios:

Composición
- La carta deberá incluir las elaboraciones que representen al establecimiento, elegidas por los máximos responsables del local. Con ello, se evita la repetición de elementos de la misma naturaleza, así como la repetición de guarniciones en distintas elaboraciones.

Extensión
- La extensión de la oferta presentada en la carta debe facilitar la elección del comensal, así como garantizar una gestión acertada. Esto hace que, en la actualidad, se apueste por una oferta reducida que se actualizará asiduamente, pudiéndose o no complementar la oferta de la carta con las denominadas *sugerencias*.

Descripción
- La descripción del plato deberá corresponderse con su elaboración, evitándose el uso de tecnicismos, ya que no contribuirán a la lectura y elección del plato o elaboración.

 EJEMPLO

La elaboración presentada como *"chateaubriand* de buey a la bella molinera" despertará al comensal muchas dudas, ya que no tiene por qué conocer los distintos cortes del solomillo del buey ni los componentes de la denominada guarnición "bella molinera". A su vez, en cuanto a la declaración de los alérgenos y, en concreto, con la declaración del gluten, es necesario marcar este plato como "con gluten", ya que la elaboración de la guarnición lleva entre sus ingredientes la harina de trigo, que es un producto con gluten.

Continúa en página siguiente >>

<< Viene de página anterior

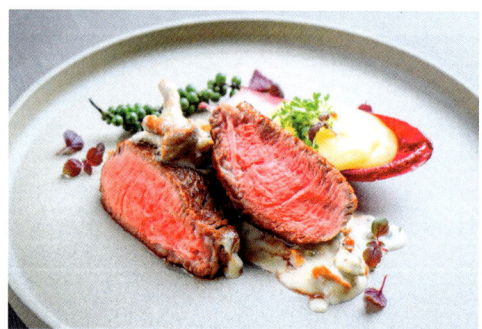

- -

 PARA SABER MÁS

Puedes observar las virtudes de apostar por una carta reducida, accediendo desde aquí:

https://redirectoronline.com/hotr020po0405

- -

Agrupación de la oferta gastronómica

Estructurar la carta es fundamental y se verá estrechamente relacionado con el enfoque del restaurante, pudiendo incluso suponer la necesidad de llevar a cabo la presentación de más de una carta, por lo que es necesario diferenciar distintas familias de productos (carta de comidas, carta de postres, carta de infusiones y tés, carta de helados, etc.). No obstante, no es lo más habitual, salvo en establecimientos especializados o de muy alta categoría o en aquellos cuya oferta está muy diversificada.

De forma común, algunas de las agrupaciones más habituales en la presentación de las cartas son las siguientes:

Componente principal
- Es posible diferenciar las siguientes gamas: ensaladas, sopas, verduras, arroces y pastas, huevos, mariscos, pescados y carnes.

Orden de consumo
- Es posible diferenciar las siguientes gamas: entrantes, primeros platos, segundos platos, sugerencias y postres.

Técnica de elaboración
- Es posible diferenciar las siguientes gamas: revueltos, guisos, asados, etc.

Temperatura de servicio
- Es posible diferenciar las siguientes gamas: elaboraciones frías y elaboraciones calientes.

Tipo de ración
- Es posible diferenciar las siguientes gamas: tapas, pinchos y raciones.

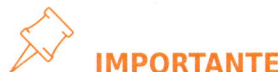

IMPORTANTE

Descarta en todo caso una agrupación basada en la presencia o tipos de alérgenos, dado que no mostraría ningún tipo de ventaja, dada la diversidad organizativa que mostraría dicha organización.

Equilibrio económico de la carta

Los precios de los productos o elaboraciones presentadas en la carta deben guardar un equilibrio, buscando así un precio medio de venta. Para ello, será necesario disponer de la valoración económica de cada una de las elaboraciones, así como considerar las pautas o **principios de Omnes,** cuyos principios se presentan a continuación:

⊃ **Dispersión de precios.** Los precios de la carta deben permitir una división en tres gamas: baja, media y alta, considerando que la suma de los productos de gama baja y alta no sea superior al número de productos de gama media. Al mismo tiempo, el número de productos de gama alta no debe ser superior al número de productos de gama baja.

Por ejemplo, la gama de productos con base de carne comprende diez artículos y sus precios oscilan entre 0,70 € el más bajo y 4 € el más caro, con la siguiente dispersión:

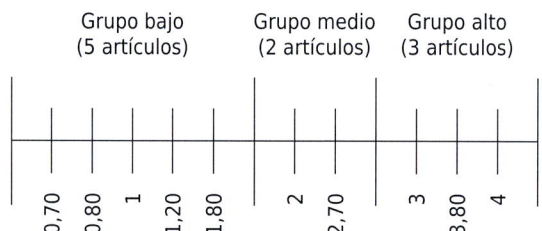

Para calcular la amplitud de gama se tiene que obtener la diferencia entre el precio más caro y más bajo, y dividirlo entre 3, quedando en este caso que:

$$4 - 0,70 = 3,3 / 3 = 1,10$$

Por tanto:

❂ Los productos de GAMA BAJA son los comprendidos entre 0,70 y 1,80.
❂ Los productos de GAMA MEDIA son los comprendidos entre 1,80 y 2,90.
❂ Los productos de GAMA ALTA son los comprendidos entre 2,90 y 4.

⊃ **Apertura de gama.** Para cartas que incluyen nueve o menos referencias, la división entre el precio más alto y más bajo no debe ser superior a 2,5. En cartas en las que el número de referencias sea superior a nueve, la apertura de la gama puede llegar a 3.

Se calcula dividiendo el precio mayor entre el menor, y, como decimos, el cociente debe estar situado entre 2,5 y 3.

> Precio más alto / Precio más bajo = 2,5 o 3

Este principio pretende evitar una gran diversidad de precios, lo que provocaría atraer a un público poco definido y muy diverso.

⊃ **Relación calidad precio.** Hace referencia a la relación entre el precio medio demandado y el precio medio ofertado, sabiendo que:

◊ El **precio medio demandado** se corresponde con la cifra bruta de ventas entre el número de unidades vendidas.
◊ El **precio medio ofertado** es la suma del precio de venta de todos los productos entre el número de productos vendidos.

Un rango comprendido entre 0,9 y 1 sería adecuado. Un resultado menor que 0,9 indica que al cliente le parece cara la oferta y eso lo lleva a consumir los productos más económicos. Sin embargo, un resultado superior a 1 indica que existe margen suficiente para incrementar los precios.

⊃ **Promoción.** Este principio trata sobre las promociones o sugerencias. Estas promociones consisten en colocar en lugares estratégicos de la carta o del establecimiento los productos que más interesa vender y que potencien la imagen del establecimiento. Los precios de estos productos deberán encontrarse dentro de la gama media.

Diseño e imagen de la carta

La confección de una carta deberá cuidar al máximo su estética y creatividad, permitiendo desde el principio definir la personalidad del establecimiento. Además, la carta deberá presentar un formato que facilite su manejo y permita una anotación clara y concisa que facilite la elaboración por parte del comensal. Se deben considerar las premisas presentadas a continuación:

⊃ **Soporte.** Es posible diferenciar entre soporte papel y soporte digital:

◊ El **soporte papel** requiere de un diseño que facilite su actualización y mantenimiento, a fin de minimizar costes y ofrecer en todo momento una imagen adecuada.
◊ El **soporte digital** permite una fácil actualización, así como la posibilidad de incluir información detallada de los productos ofertados. En la actualidad, está representado por el uso de tabletas o elementos de proyección, sin olvidar el uso de dispositivos móviles personales, en los que, mediante el uso de códigos QR, el cliente puede visualizar la oferta del establecimiento.

⮑ **Tamaño y formato.** El **tamaño y formato** de la carta son aspectos que considerar en su diseño, ya que, mientras que el uso de formatos grandes supone un manejo incómodo y pone en riesgo al resto de elementos de la mesa, las cartas con formatos muy pequeños requieren incluir un número excesivo de hojas, lo que dificulta la elección del comensal.

⮑ **Fórmulas de expresión.** El **nombre de los platos** atiende fundamentalmente a dos fórmulas de expresión, diferenciando entre:

◐ Indicar el nombre del plato, de **forma sencilla,** sin explicaciones. Ejemplo: "crema *vichyssoise*".
◐ Describir el nombre del plato de **forma detallada**. Ejemplo: "sopa fría de puerros y patata con crema de leche, *brunoise* de cebollino y aceite de albahaca".

Otro aspecto relacionado con la descripción de los platos atiende a tendencias, de lo que son ejemplo los siguientes: la descripción de la procedencia del producto, el uso de tecnicismos o de nomenclaturas en tendencia.
Por ejemplo:

◐ Procedencia del producto: "chuletón de buey del alto Pirineo aragonés".
◐ Uso de tecnicismos: "chuletón de buey braseado con reducción de tinto y patatas *soufflé*".
◐ Uso de nomenclaturas en tendencia: "chuletón de buey ecológico con verduras de temporada y kilómetro cero".

⮑ **Distribución.** Decidido el soporte, tamaño, formato y fórmula de expresión que utilizar, la elaboración de una carta también debe contemplar la distribución de su contenido, pues es fundamental el impacto visual que genere sobre el comensal. Los principios que tener presentes son los siguientes:

◐ En un listado, los primeros y últimos datos presentados son los que mayor relevancia tienen.
◐ En cartas de un solo panel, la mayor atención se centra en la parte superior izquierda del panel, y se desplaza hasta la parte inferior derecha.
◐ En cartas de dos paneles, la mayor atención se la lleva el panel derecho. La vista recorre en zigzag el largo de la hoja, prestando más atención a la parte superior y central.
◐ En cartas de tres paneles, la mayor atención se la lleva el panel central y más concretamente su parte superior.

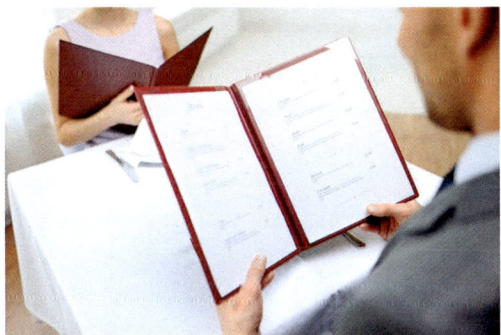

La carta forma parte del merchandising, por lo que su imagen influirá directamente en el comensal.

 TAREA 4

Belinda visita hoy el restaurante García a fin de emitir un informe para una prestigiosa guía culinaria. Como sabemos, Belinda es celíaca, lo que hace que preste mucha atención a dicha oferta. Durante su visita toma distintas notas, y da a conocer las siguientes:

- No se describen los alérgenos en la carta.
- El jefe de sala da a conocer verbalmente los alérgenos al presentar la carta, lo que retrasa mucho la elección.
- Las sugerencias son descritas en una nota, pero no se especifican los alérgenos.
- La carta se ordena diferenciando entre elaboraciones frías y elaboraciones calientes.
- Los postres vienen dados en otra carta, en la que no se hace referencia a los alérgenos.
- Las elaboraciones libres de gluten son mínimas, pues solo se ofrecen dos sopas y un pescado. No hay ningún postre sin gluten.
- El jefe de sala indica como sugerencia una carne envuelta en hojaldre, aun sabiendo de las restricciones que presenta Belinda frente al gluten.
- El jefe de sala indica a Belinda que no podrá consumir ningún producto frito, ya que no es apto para su patología.

Dadas las observaciones recogidas por Belinda, esta decide ayudar en el asesoramiento del restaurante visitado. Asumiendo el rol de Belinda, ¿qué indicaciones harías saber al gerente y responsable del establecimiento?

Justifica tu respuesta.

4. Resumen

Todo menú debe facilitar una alimentación correcta, segura y suficiente, así como ser atractivo, eficaz, asequible y flexible, y poderse adaptar a las exigencias asociadas a ciertas patologías, sustituyendo ciertos productos o técnicas de elaboración, como es el caso de los menús asociados al personal celíaco, para los que será necesario el cumplimiento de dos principios fundamentales:

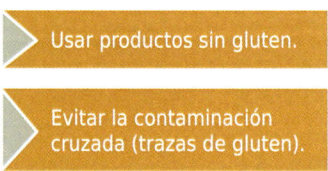

Usar productos sin gluten.

Evitar la contaminación cruzada (trazas de gluten).

La confección de un menú también debe cumplir una serie de principios que lo hagan gastronómicamente aceptable, debiendo considerar aspectos relacionados con:

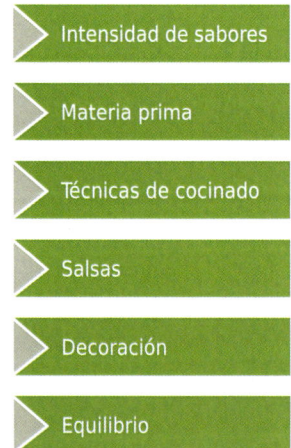

Intensidad de sabores

Materia prima

Técnicas de cocinado

Salsas

Decoración

Equilibrio

La presentación de las elaboraciones o platos destinados a cubrir la oferta dirigida al público celíaco debe considerar aspectos normativos como los reflejados en:

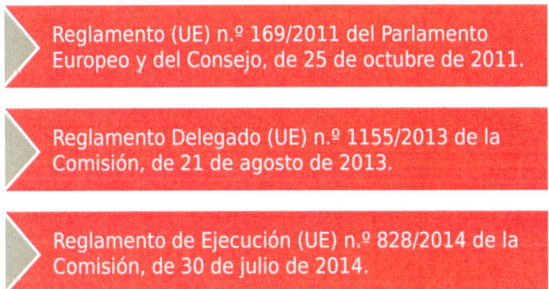

Reglamento (UE) n.º 169/2011 del Parlamento Europeo y del Consejo, de 25 de octubre de 2011.

Reglamento Delegado (UE) n.º 1155/2013 de la Comisión, de 21 de agosto de 2013.

Reglamento de Ejecución (UE) n.º 828/2014 de la Comisión, de 30 de julio de 2014.

Dichas normas ayudan a entender la importancia que tiene la identificación de los alérgenos en la carta del restaurante, tanto para el público en general como para aquellos que presentan intolerancia al gluten, lo que denota responsabilidad y compromiso en su labor, y salvaguarda la privacidad del comensal, ya que podrá seleccionar aquella oferta que le permita cubrir sus necesidades alimentarias sin dar a conocer posibles patologías.

Recuerda que la carta forma parte del *merchandising* del restaurante, y es un eje de venta, por lo que la designación del número de elaboraciones, rango de precios o incluso la elección del tipo de descripción utilizada para su presentación son notas que tener presentes; destacan las necesidades de declaración de las elaboraciones que contienen gluten. Será necesario identificar solo las que contienen dicho elemento, bien por incluirlo como ingrediente, bien por adquirirlo según la técnica de elaboración requerida para su cocinado o transformación.

Finalmente, recuerda que para la confección de la carta cobra especial relevancia la imposición de una agrupación adecuada, así como un equilibrio económico acertado, destacando al respecto la imposición de las pautas facilitadas por los principios de Omnes, cuyo estudio hace referencia a:

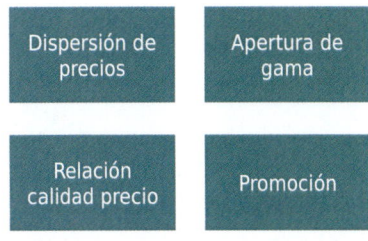

Dispersión de precios

Apertura de gama

Relación calidad precio

Promoción

Ejercicios de autoevaluación
Unidad de Aprendizaje 4

1. **Identifica cuál de los siguientes productos no debe ser consumido por aquellas personas diagnosticadas con celiaquía.**

   a. Las frutas y hortalizas
   b. Las harinas realizadas a partir de trigo
   c. Los pescados y mariscos
   d. Las legumbres

2. **La contaminación cruzada de un alimento o elaboración puede asociarse a procesos de:**

   a. Recepción y almacenamiento
   b. Transformación y envasado
   c. Servicio
   d. Todas las opciones son correctas.

3. **Indica si las siguientes afirmaciones son verdaderas o falsas.**

   a. Las elaboraciones realizadas a la parrilla y plancha no suponen riesgo para el celíaco debido a la temperatura soportada.

   - Verdadero
   - Falso

   b. Los productos fritos no pueden ser consumidos por los celíacos, debido al aporte de gluten que tienen los aceites al ser sometidos a altas temperaturas.

   - Verdadero
   - Falso

4. **El menú destinado a los celíacos...**

   a. ... no difiere del ideado para las personas sin esta patología.
   b. ... debe incluir alimentos ricos en proteínas.
   c. ... tendrá un mayor aporte en azúcares.
   d. Todas las opciones son incorrectas.

5. En el diseño de un menú se indica como correcto que:

a. Las elaboraciones que presenten mayor intensidad de sabores sean servidas en primer lugar.
b. No sea rígido, para que sea posible su adaptación.
c. La guarnición utilizada sea común para todas las elaboraciones ofrecidas.
d. Las opciones b y c son correctas.

6. Según la normativa vigente el gluten…

a. … es un alérgeno.
b. … queda prohibido en la alimentación humana.
c. … debe ser declarado cuando su presencia suponga más del 40 % del peso total.
d. … se asocia a productos transgénicos.

7. De forma general, la declaración de los alérgenos en la representación gráfica de una carta o menú facilita…

a. … menos mermas en los procesos de elaboración.
b. … una mayor rentabilidad.
c. … rechazo por parte del comensal, por lo que se deberá evitar.
d. Todas las opciones son incorrectas.

8. En la actualidad, la carta utilizada para presentar la oferta gastronómica de un restaurante o establecimiento de hostelería…

a. … tiende a ser extensa a fin de cubrir una mayor demanda.
b. … tiende a ser reducida, y se actualiza asiduamente.
c. … no presenta en su oferta elementos descritos como parte de sugerencias o recomendaciones dada su complejidad.
d. … debe ser digital.

9. La carta utilizada para presentar la oferta culinaria de un establecimiento puede ser agrupada de acuerdo con:

a. El componente principal
b. El orden de consumo
c. La técnica de elaboración
d. Todas las opciones son correctas.

10. Según los principios de Omnes, en relación con el equilibrio económico de la carta, para una oferta (carta) que incluya más de nueve referencias, la apertura de gama puede llegar a:

    a. 2
    b. 2,5
    c. 3
    d. 5,5

Recetas sin gluten

Contenido

Objetivos

El objetivo general de esta Unidad de Aprendizaje es:

→ Describir recetas sin gluten.

Los objetivos específicos de esta Unidad de Aprendizaje son:

→ Identificar la formulación y procesos para la obtención de elaboraciones culinarias aptas para celíacos.

→ Distinguir los productos que permiten suplir la falta de gluten en las fórmulas culinarias.

→ Definir el proceso de elaboración de las masas escaldadas, entre otras.

→ Reformular elaboraciones culinarias para que sean aptas para celíacos.

1. Introducción

Gracias a la inclusión de nuevas técnicas de cocinado y al desarrollo de nuevos ingredientes y fórmulas de elaboración, es posible confirmar que se puede desarrollar una oferta completa y variada, que cubra las necesidades alimentarias de todo colectivo y, en concreto, de las personas celíacas.

La descripción de toda receta no solo tiene como finalidad dar a conocer los ingredientes y procesos para obtener un resultado idóneo de la elaboración descrita, sino que también será fuente de información para conocer el número de raciones para las que está diseñada o si está dirigida a un público específico, cómo puede servirse o si es apta o no para algún tipo de servicio específico como puede ser el *buffet* o *catering*.

Por tanto, una receta es más que una relación de ingredientes y procesos, es una herramienta de gestión de nuestro establecimiento y, por tanto, su diseño repercutirá de forma directa en nuestra organización. La descripción de la receta debe ser clara y usar las unidades estándar como el gramo o kilo, el litro o mililitro; además, y dada la terminología propia de la profesión, es posible el uso de expresiones como "cantidad suficiente" (c/s) en la descripción de aquellos ingredientes utilizados en poca cantidad o difícil de estimar según gustos o preferencias.

El diseño de una receta puede ser personal o pertenecer a un equipo o establecimiento, atribuirse a una comunidad, país o cultura, etc., sea cual sea dicho origen; en ocasiones ha sido moneda de cambio o incluso en ciertos casos se ha catalogado de tesoro o secreto. Sin duda, en todo caso es una fuente de conocimiento que permite transmitir de generación en generación la cultura, hábitos y costumbres culinarias, por lo que su descripción debe ser cuidada y detallada.

Belinda está llevando a cabo una recopilación de las recetas más interesantes de cada uno de los restaurantes que visita. En su caso, además de incluir los ingredientes, métodos de elaboración y número de raciones, indica si tiene o no gluten, que para ella es un dato fundamental, debido a la patología que padece.

2. Sopas y salsas

☞ HILO CONDUCTOR

Belinda ha comenzado su recetario incluyendo tres sopas y tres salsas. La primera de las sopas es un ramen, una de las elaboraciones favoritas de Belinda. La receta que aporta Belinda incluye como pasta los fideos de arroz, un ingrediente libre de gluten.

- -

Las sopas y salsas son dos de los grupos de elaboraciones culinarias más extensas, tanto en el recetario nacional como internacional, dada la posibilidad de integración de todo tipo de productos.

Profesionalmente, las **salsas** son clasificadas diferenciando entre grandes salsas o salsas base y pequeñas salsas. A su vez, dicha clasificación contempla las derivadas de cada una de estas salsas. Así, por ejemplo, la salsa española es una salsa base de la que derivan otras como la salsa bordalesa o la salsa napolitana. Otro ejemplo puede ser la salsa bechamel, de la que derivan otras como la salsa mornay o la salsa *thermidor*.

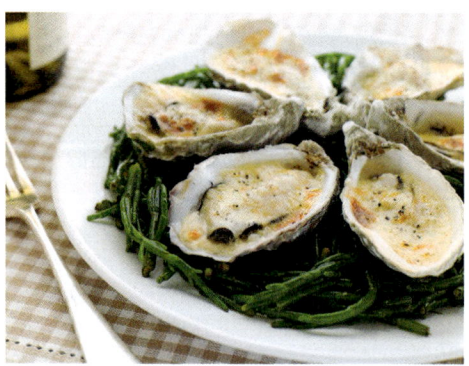

Ostras gratinadas con salsa mornay y salicornia salteada

En cuanto a las **sopas,** su clasificación puede atender a su temperatura de servicio (sopas frías o calientes) o a su grado de trabazón, diferenciando entre consomés, sopas, guisos o potajes y cremas, sin olvidar otras preparaciones que, aunque son de procedencia internacional, cada vez están más presentes en nuestro recetario, como es el ramen o la harira y las sopas con nombre propio basadas en el uso de ingredientes específicos como el miso o el tofu.

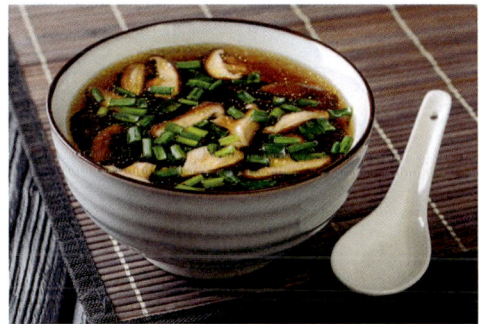

La globalización propicia la integración de nuevos ingredientes y procesos de elaboración y normaliza el servicio de recetas como la sopa de miso o la harira en nuestra gastronomía.

Esta pequeña introducción permite ver la inmensidad de elaboraciones que es posible diferenciar. En este caso, las recetas presentadas estarán libres de gluten, bien por no incluir este elemento en su receta original, bien por haber sido sustituido dicho elemento (gluten) por uno apto para celíacos.

Las elaboraciones de sopas y salsas seleccionadas como ejemplo son las siguientes:

Sopa de salicornia y quisquillas. Receta sin gluten para 4 personas

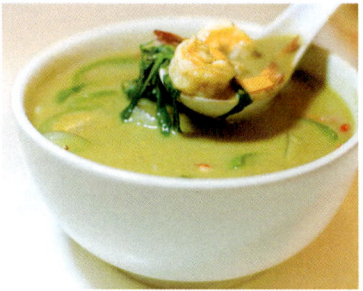

Ingredientes: 600 g salicornia, 30 g jamón serrano, 350 g quisquillas, 50 g pan blanco sin gluten (ver fórmula en apartado "panes y panecillos"), 50 g almendra, 10 g ajo, 3 g pimentón, 1,5 l caldo de marisco, 4 huevos, c/s aceite de oliva virgen extra, 2 g pimienta en grano, c/s sal, c/s colorante alimentario y 25 g lechuga de mar fresca.

Elaboración:

1. En una sartén, con aceite de oliva virgen extra, se fríe el pan en rebanadas, 1 diente de ajo pelado y la almendra.
2. Pelar las quisquillas, aprovechando las cabezas para potenciar el caldo de marisco, al que se le añadirán dichas cabezas una vez salteadas. Colar el caldo y reservar.
3. En una cazuela, con un poco de aceite de oliva, se introducen los ajos en láminas y se doran. Se incluye el jamón en dados y la lechuga de mar previamente cortada en pequeños dados. A continuación, añadir la salicornia previamente lavada y cortada de forma irregular. Cocinar durante unos 15 minutos, añadiendo el pimentón y la pimienta. A continuación, mojar con 1.350 ml del caldo de marisco.
4. En una batidora se incluye el pan frito, la almendra fría y el diente de ajo frito. Se añade 150 ml caldo de marisco y el colorante. Batir y reservar.
5. Añadir a la cazuela el batido obtenido y cocinar, observando cómo el guiso se traba un poco.
6. Cascar los huevos sobre la superficie de la sopa y las quisquillas peladas, dejando que se cocinen, sin mover y a fuego medio, evitando que la sopa se agarre.

Sopa de ajo. Receta sin gluten para 4 personas

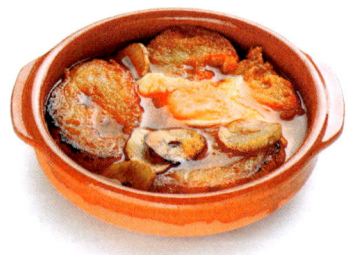

Ingredientes: 2 l caldo de verduras, 40 g ajo, 300 g pan blanco sin gluten (ver fórmula en apartado "panes y panecillos"), 60 ml aceite de oliva virgen extra, 5 g pimentón dulce, 4 huevos y c/s de sal.

Elaboración:

1. En una cazuela se introducen los ajos laminados junto con el aceite de oliva. Cuando estos estén dorados, se incluye en pan en rebanadas. Dejamos cocinar hasta que el pan se dore. Añadir el caldo de verduras y cocinar a fuego medio.
2. Añadir los huevos sobre la superficie del guiso, sin mover hasta ver cómo se cocinan. Retirar del fuego y servir.

Gazpachuelo. Receta sin gluten para 4 personas

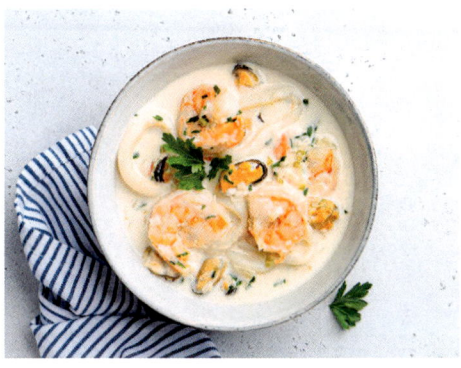

Ingredientes: 1,5 kg merluza, 400 g calamar, 600 g mejillón con concha, 600 g langostinos, 800 g patata fresca, 4 huevos, 350 ml aceite de girasol, 40 ml aceite de oliva virgen extra, c/s sal, c/s vinagre y 3 l agua.

Elaboración:

1. Limpiamos la merluza, el calamar y los langostinos. Reservamos la piel, espinas y cáscaras.
2. Limpiamos mejillones y cocinamos para que se abran las valvas. Reservamos jugo de los mejillones.
3. Pelamos las patatas y cortamos en gajos.
4. En 1,5 l de agua ponemos a cocer las patatas.
5. Hacemos un caldo con la piel, espinas y cáscaras, añadiendo además el jugo de los mejillones.
6. Cuando las patatas estén a media cocción, añadir el caldo realizado anteriormente, la merluza y el calamar cortado en tiras y cocinar. Añadir los langostinos pelados y retirar en dos minutos.
7. Realizar una mayonesa con los huevos, el aceite de girasol, el aceite de oliva, el vinagre y la sal.

8. Retirar del caldo obtenido el pescado, los mejillones y resto de elementos, dejando en la cazuela solo el caldo.
9. Cuando el caldo esté a unos 80 °C, diluir con ayuda de una batidora la mayonesa.
10. Añadir al caldo los elementos retirados previamente y no cocinar a más de 80 °C, puesto que se disociaría.

Salsa mornay. Receta sin gluten para 500 ml de salsa

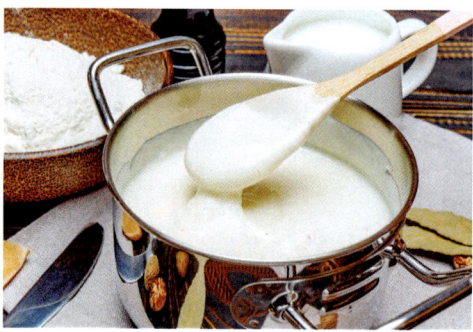

Ingredientes: 400 ml leche, 40 g mantequilla, 40 g harina de maíz, 2 yemas de huevo, 50 ml nata al 35 % de materia grasa, 75 g queso gruyer, c/s sal, c/s pimienta blanca y c/s nuez moscada.

Elaboración:

1. En un cazo poner la mantequilla a fuego medio. Cuando la mantequilla esté fundida, incluir la harina de maíz. Cocinar para evitar el sabor a harina cruda en la preparación final.
2. A continuación, añadir la leche, sal, pimienta y nuez moscada al gusto, moviendo en todo momento con varilla para evitar que se formen grumos. Cocinar hasta obtener una salsa fina, sin grumos y homogénea.
3. En un cuenco, mezclar las yemas de huevo y la nata.
4. Rallar el queso.
5. A la salsa bechamel se añadirá la mezcla de huevo y nata; cocinar durante 1 minuto.
6. Añadir a la preparación anterior el queso rallado, moviendo hasta que se integre en su totalidad.
7. Rectificar, de sal y pimienta.

Salsa verde. Receta sin gluten para 500 ml de salsa

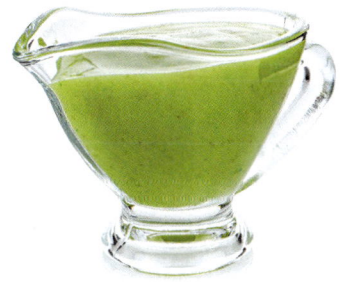

Ingredientes: 480 ml caldo de pescado o fumet, 40 g harina de maíz, 30 g aceite de oliva virgen extra, 15 g perejil fresco, 10 g de ajo, 50 ml vino blanco y c/s sal.

Elaboración:

1. En un cazo poner el vino blanco. Reducir.
2. Cortar el ajo en *brunoise* (muy pequeño).
3. Cortar el perejil el *brunoise* (muy pequeño).
4. En un cazo, incluir el aceite de oliva y el ajo. Cocinar hasta que el ajo se dore. Añadir a continuación el vino blanco reducido y la harina de maíz; cocinar hasta que la harina pierda su sabor a crudo.
5. Añadir a continuación el caldo de pescado, poco a poco, moviéndolo en todo momento con la varilla, evitando que se formen grumos. La temperatura de cocción deberá estar en torno a los 100 ⬚C, pudiendo observar cómo la salsa adquiere su textura característica.
6. Añadir el perejil y rectificar para poner a punto de sal.
7. Retirar del fuego, evitando que el perejil se desnaturalice para obtener un color parduzco.

3. Pasta

 HILO CONDUCTOR

La inclusión de nuevos ingredientes como la goma xantana o goma guar ha propiciado que la textura de las pastas realizadas sin gluten sea extraordinaria.

Continúa en página siguiente >>

<< Viene de página anterior

Por eso, Belinda no duda en incluir entre las recetas aportadas la de la pasta fresca sin gluten servida en el restaurante Joseph, uno de los mejores restaurantes italianos de Madrid.

Bajo el concepto de pasta es posible diferenciar distintas definiciones. No obstante, todas ellas hacen referencia al conjunto de ingredientes que forman una masa a la que se le da forma. Según el tipo de ingredientes utilizados, técnica de elaboración y forma dada, es posible llevar a cabo su clasificación, diferenciando entre:

- ⟳ **Técnica de elaboración.** La obtención de las pastas diferencia entre pastas secas y pastas frescas.
  La primera de ellas (secas) requieren en su elaboración de un proceso de secado, lo que facilita su conservación.
  En cuanto a las pastas frescas, dicho proceso de secado no se lleva a cabo, por lo que requieren de un consumo inmediato.
- ⟳ **Forma.** Según la forma dada a las pastas, es posible diferenciar entre:

  - ◡ **Pastas laminadas.** Se trata de pastas con forma de lámina, dentro de las cuales son características la lasaña y pasta para canelones.

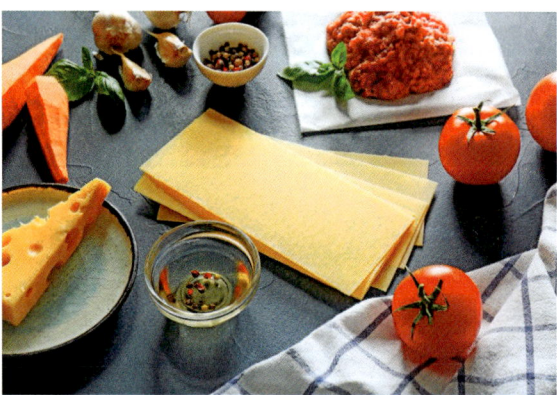

  - ◡ **Pastas trefiladas.** Se trata de las pastas con formas varias como tubos, hilos macizos o huecos, conchas, lazos, con longitudes y diámetros varios.

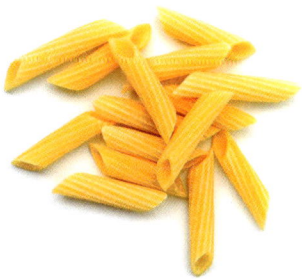

- **Pastas rellenas.** Se trata de pastas que incluyen un formato que posibilita su relleno. Son característicos los raviolis o los *tortellini*.

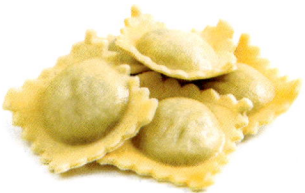

- **Ingredientes.** Según el tipo de ingredientes utilizados, es posible diferenciar una gran diversidad de tipos, dentro de los cuales los tipos con o sin huevo son los más característicos. No obstante, es posible añadir en la formulación otros ingredientes como tomate, espinacas, leche, tinta de calamar, etc.

  A su vez, el uso de harinas como la integral hace posible obtener pastas integrales, sin olvidar el uso de ingredientes sin gluten, como la harina de arroz, la fécula de patata, la goma xantana o la goma tara, entre otros.

IMPORTANTE

La calidad de una pasta viene dada en gran medida por la cantidad de gluten que posee la harina utilizada para su elaboración. Por ello, la pasta sin gluten debe hacer uso de elementos sustitutivos, a fin de obtener la máxima calidad.

En cuanto a las posibles fórmulas empleadas para la obtención de pastas sin gluten, es posible diferenciar infinidad de recetas. En todas ellas, la harina utilizada debe estar libre de gluten. Existen diversas fórmulas en las que es habitual el uso de harinas de arroz, de maíz, de patata, de legumbres, etc.

Como ejemplo de estas fórmulas, es posible destacar las siguientes:

Pasta común sin gluten. Receta sin gluten para 750 g de pasta

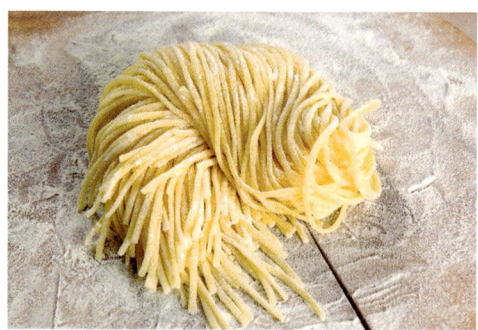

Ingredientes: 250 g harina de arroz, 250 g almidón de maíz, 250 g agua y 7 g goma xantana.

Elaboración:

1. En un bol añadir todos los ingredientes secos. Unificar.
2. Añadir el agua, poco a poco amasar hasta obtener una masa homogénea y firme. Darle forma de bola.
3. Dejar reposar la masa unos 30 minutos.
4. Trabajar la masa con rodillo, espolvoreando con harina de arroz para que no se pegue.
5. Laminar o trefilar según el formato que se le quiera dar.

Pasta al huevo sin gluten. Receta sin gluten para 750 g de pasta

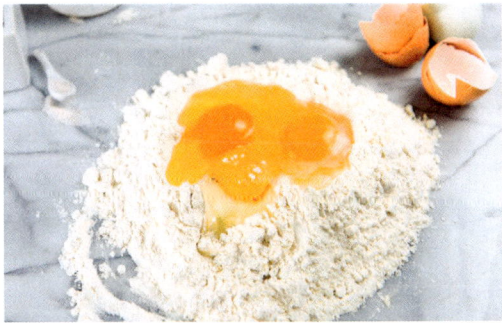

Ingredientes: 600 g harina de maíz, 4 huevos, 15 g sal, c/s agua, 15 ml aceite de oliva y 7 g goma xantana.

Elaboración:

1. En un bol, añadir la harina de maíz, la sal y la goma xantana. Mezclar.
2. Añadir los huevos y amasar hasta obtener una masa uniforme. En el caso de obtener una masa quebradiza o muy compacta, añadir un poco de agua.
3. Dar forma de bola y dejar reposar durante unos 30 minutos.
4. Laminar o trefilar la masa con la forma deseada.

Pasta de legumbres (garbanzos). Receta sin gluten para 750 g de pasta

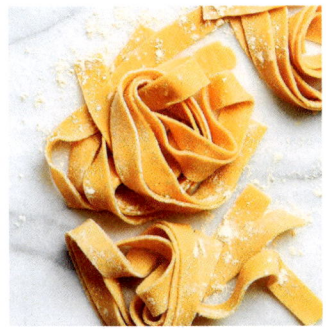

Ingredientes: 600 g harina de garbanzo, 4 huevos, 15 g sal, 7 g goma xantana y c/s agua.

Elaboración:

1. En un bol, unificar todos los ingredientes a excepción del agua. Mover para unificar todos los elementos.
2. Añadir el agua y amasar hasta obtener una masa homogénea. Tener presente que, si la masa queda muy compacta o forma grietas, se deberá añadir un poco más de agua.
3. Dejar reposar.
4. Laminar o trefilar la masa con la forma deseada.

Pasta de alforfón al tomate. Receta sin gluten para 750 g de pasta

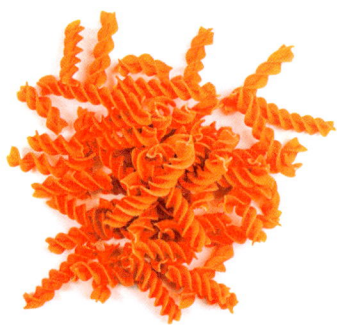

Ingredientes: 600 g harina de alforfón o trigo sarraceno, 4 huevos, 15 g sal, 25 g concentrado de tomate y c/s agua.

Elaboración:

1. En un bol, añadir la harina y la sal. Mover.
2. Añadir los huevos y el concentrado de tomate. Amasar hasta obtener una masa uniforme y firme, no quebradiza. De presentar un aspecto o textura quebradiza añadir un poco de agua.
3. Amasar y dejar reposar.
4. Laminar o trefilar la masa con la forma deseada.

4. Segundos platos

☞ **HILO CONDUCTOR**

A la vez que el recetario de Belinda va tomando forma, se acerca el momento de describir los segundos platos. En este caso se apostará por platos en los que la carne es protagonista. Asimismo, la selección llevada a cabo apuesta por recetas que, aunque, de forma tradicional, no serían aptas para celíacos debido a su contenido en gluten, su reformulación hace que sí puedan ser consumidos por este colectivo, de lo que es un ejemplo el solomillo Wellington.

Tradicionalmente, la estructura del menú europeo diferencia entre entrantes, primeros platos, segundos platos y postres. Dicha estructura, hace que, de forma genérica, en la descripción de los segundos platos esté presente la carne como ingrediente protagonista. Pese a que la carne por sí sola es un producto libre de gluten, los ingredientes utilizados para su elaboración pueden incluir este elemento, provocando una intolerancia en el consumidor.

Ten presente que, de forma común, el uso de harina de trigo ha estado presente en la confección de guisos y estofados, aportándole untuosidad a la salsa resultante, como ingrediente de empanados y rebozados, gachuelas, etc.

A continuación, se expondrán algunas de las elaboraciones con nombre propio más emblemáticas de la gastronomía europea, reformulándolas para que su consumo por parte de las personas celíacas no suponga un problema.

Pollo en pepitoria. Receta sin gluten para 4 personas

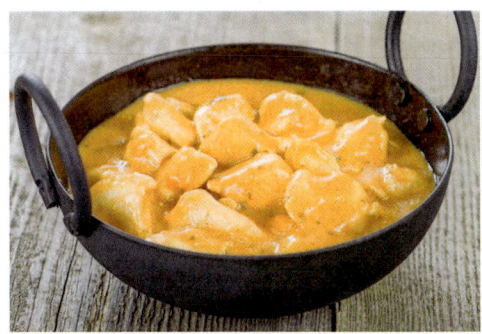

Ingredientes: 1,5 kg pollo deshuesado y troceado, 240 g cebolla, 15 g ajo, 40 g pan de maíz, 40 g almendras, 2 huevos, 60 g vino blanco, 600 ml caldo de pollo, unas briznas de azafrán, 1 hoja de laurel, 1 clavo de olor, c/s aceite de oliva, sal y pimienta.

Elaboración:

1. En una cazuela amplia ponemos un poco de aceite de oliva, donde se llevará a cabo el marcado y dorado del pollo. Retirar una vez marcado.
2. En la misma cazuela y aprovechando la grasa y jugos soltados del paso anterior, dorar el pan, las almendras y el ajo. Retirar.
3. Incluir la cebolla picada finamente *(brunoise),* la hoja de laurel y el clavo de olor. Fondear.
4. Añadir nuevamente el pollo y el vino blanco. Cocinar.
5. Añadir 300 ml de caldo de pollo y las briznas de azafrán y cocinar.
6. Cocer el huevo.
7. En un recipiente adecuado, incluir los restantes 300 ml de caldo de pollo, los ajos, el pan de maíz y las almendras y batir hasta obtener una masa semilíquida muy fina.
8. Añadir al guiso la masa obtenida y cocer, observando que la salsa se vuelve más untuosa.
9. Salpimentar y servir.

Chuletas de cordero Villaroy. Receta sin gluten para 4 personas

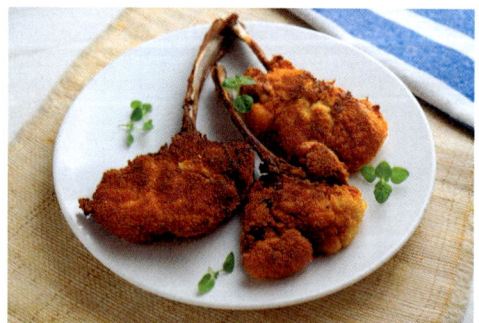

Ingredientes: 1,5 kg chuletitas de cordero de palo, 800 ml leche, 80 g mantequilla, 80 g harina de maíz, 5 g gelatina, c/s nuez moscada, c/s sal y pimienta, c/s aceite de oliva, c/s aceite para freír, c/s panko de harina de arroz, c/s harina de arroz y c/s huevo batido.

Elaboración:

1. Limpiamos y salpimentamos cada una de las chuletas de cordero.
2. Marcamos las chuletas a fin de potenciar su sabor. Retiramos y ponemos sobre una rejilla para obtener sus jugos y grasa.
3. Hidratamos la gelatina.
4. Realizamos la bechamel, poniendo al fuego un cazo, en el que se incluirán los 60 g de mantequilla y los jugos/grasa resultantes de marcar las chuletas. Una vez fundida, se añadirán 80 g de harina de maíz. Cocer e incorporar la leche, moviendo con una varilla para evitar los grumos. Cocinar hasta obtener una textura correcta. Salpimentar y añadir la nuez moscada y la gelatina hidratada. Mover nuevamente y dejar atemperar.
5. Cubrir cada una de las chuletas con la bechamel, reservando en congelación para que la bechamel adquiera cuerpo y se pueda manipular con facilidad.
6. Empanar cada una de las chuletas pasándolas por harina de arroz, huevo y panko de harina de arroz.
7. Poner el aceite a unos 170 °C y freír hasta obtener un color dorado característico.
8. Poner sobre papel absorbente para retirar el exceso de grasa de fritura y servir.

Quiche de cochinillo asado. Receta sin gluten para 4 personas

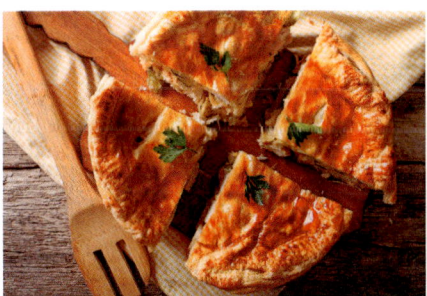

Ingredientes:

- **Para asar cochinillo:** 1,5 kg cochinillo, c/s manteca de cerdo, c/s agua, sal y pimienta.
- **Para masa quiche sin gluten:** 100 g harina de maíz, 100 g harina de arroz, 100 g harina de sorgo, 100 g manteca de cerdo, 70 g huevo y 75 ml agua, 6 g *psyllium husk,* 8 g azúcar y 2 g sal.

Elaboración:

1. Untar el cochinillo con manteca de cerdo por la parte de las costillas y salpimentar.
2. Disponer el cochinillo con las costillas hacia arriba sobre una rejilla que se colocará sobre una bandeja con agua.
3. Meter en el horno precalentado a 190 °C durante 90 minutos.
4. Pasados los primeros 90 minutos, sacar del horno, dar la vuelta para que la piel quede hacia arriba y volver a hornear durante 35-45 minutos hasta observar que la piel queda dorada y la carne, a la vez que jugosa, está cocinada.
5. Para la masa quebrada se unificarán en un bol la harina de maíz, la harina de arroz, la harina de sorgo, el *psyllium husk,* el azúcar y la sal. Mezclar y añadir a continuación la manteca de cerdo y el huevo. Amasar e incorporar el agua, teniendo presente la textura de la masa. Hacer una bola y dejar reposar 30 minutos.
6. Estirar la masa con ayuda de un rodillo y poner en molde. Pinchar la superficie de la masa.
7. Cocer en blanco la masa en horno a 180 °C durante 15 minutos.
8. Desmigar la carne de cochinillo, reservando la piel.
9. Incorporar sobre la masa cocida en blanco la carne de cochinillo desmigada, incluyendo en su superficie la piel que previamente habíamos reservado.
10. Cocinar nuevamente en horno a 180 °C durante 15 minutos.
11. Retirar del horno y servir.

Solomillo Wellington. Receta sin gluten para 4 personas

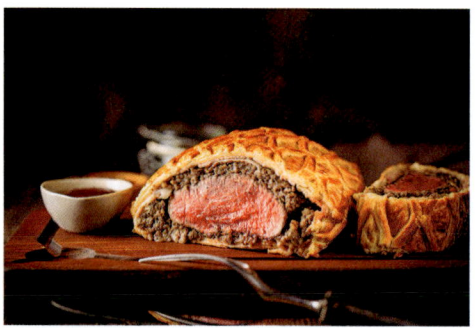

Ingredientes: 800 g *Chateaubriand* de ternera (cabeza del solomillo de ternera), 75 g chalota, 500 g champiñón, 15 ml nata al 28 % de materia grasa, 15 ml salsa *Worcestershire,* 50 g paté de foie, 1 huevo, c/s sal, pimienta negra molida, mostaza de Dijon, tomillo, aceite de oliva virgen extra.

500 g harina de arroz, 450 ml agua, 350 g manteca de cerdo, 12 g *psyllium husk,* 8 g goma xantana y c/s sal.

Elaboración:

1. Para elaborar el hojaldre se requiere unificar en un bol la harina de arroz, la goma xantana, el *psyllium husk,* una pizca de sal y el agua. Amasar hasta obtener una masa uniforme. Ten presente que, pese a poder quedar un poco pegajosa, tras someterla a reposo en refrigeración durante al menos 2 horas, su textura será más firme. Darle forma de bola.
2. Tras el primer reposo hacer un corte en forma de cruz a la masa y estirar sus puntas, introduciendo el bloque de manteca en su interior. Volver a cerrar la masa cubriendo la manteca y poner en refrigeración.
3. Tras el segundo reposo estirar la masa y dar forma rectangular, llevando a cabo el primero de los dobleces. En este caso se hace una vuelta simple.
4. Laminar el hojaldre llevando a cabo tres vueltas dobles y una vuelta simple, dejando entre vuelta y vuelta el tiempo necesario para que la masa sea manejable.
5. Hacer una *duxelle* de champiñones. Para ello, cortar las chalotas finamente y fondear en un recipiente con un poco de aceite de oliva. Añadir los champiñones igualmente picados, cocinar el conjunto hasta que se evapore toda el agua o jugo. Añadir la salsa *Worcestershire* y la nata. Cocinar unos minutos más a fin de integrar todos los sabores.
6. Salpimentar el solomillo y marcar por todas sus caras. Dejar enfriar.
7. Estirar la masa de hojaldre sobre un papel de horno para a continuación incluir la *duxelle* de champiñones y el *foie.* A continuación, sobreponer el solomillo, que será untado con mostaza y adicionado de especias como el tomillo y la pimienta negra molida.
8. Cubrir el solomillo con el hojaldre, procurando que las uniones queden por la parte inferior a fin de obtener una preparación más homogénea.
9. Pintar el hojaldre una vez formado con huevo batido.
10. Poner en horno precalentado a 210 °C, cocinar durante 30-40 minutos; tiempo asociado al punto que se quiera obtener en la carne.
11. Una vez cocinado, dejar reposar unos minutos antes de cortar y servir.

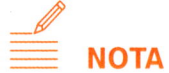

NOTA

Como elemento de guarnición de estas preparaciones es posible el uso de elementos vegetales frescos en forma de ensaladas, arroz, patatas o verduras cocinadas, purés, etc., todos ellos ingredientes libres de gluten, dadas las especificidades de este contenido.

5. Masas y bollería

☞ HILO CONDUCTOR

En el recetario de Belinda aparece una gran gama de elaboraciones con base de masas y bollería, ordenadas de acuerdo con los distintos tipos de masas existentes; siendo posible diferenciar entre masas hojaldradas, masas batidas, masas escaldadas y masas azucaradas.

El gluten es la proteína responsable de aportar a las masas unidad y textura, por tanto, eliminar este componente hace necesario el uso de productos que, asimilados por el celíaco, permitan la absorción correcta de agua y, en consecuencia, una textura adecuada en la masa obtenida (amalgamar). Este principio ha sido hasta hace no mucho tiempo el principal escollo para la elaboración de masas y productos de bollería, ya que, pese a contar con harinas de cereales sin gluten (harina de maíz, de arroz, de legumbres, de quinoa o de *teff),* las masas y productos resultantes eran quebradizas, y no se obtenían la esponjosidad y elasticidad esperadas.

En la actualidad, se observan productos de gran calidad en los que el gluten no está presente gracias a la integración de nuevas técnicas de elaboración y el uso de texturizantes como la goma xantana, la goma garrofín, la goma de tragacanto, el agar-agar, el *psyllium husk* o la reformulación de las elaboraciones, incluyendo ingredientes proteicos como el huevo.

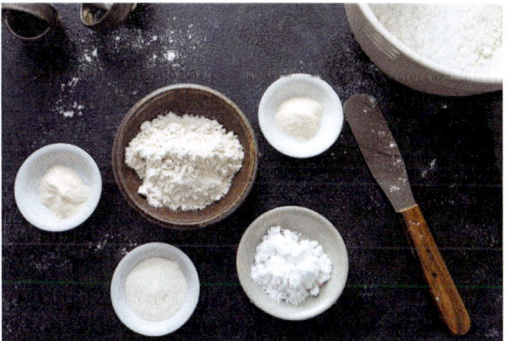

El uso de productos como goma xantana, la goma garrofín o la goma de tragacanto permiten amalgamar las masas y obtener una textura adecuada.

Del conjunto de elaboraciones de masas y bollería, a continuación se presentarán algunos de los ejemplos más significativos de cada una de las siguientes familias: masas hojaldradas, masas batidas o esponjadas, masas escaldadas, masas azucaradas y masas fritas, teniendo presente en todo caso que su formulación perseguirá el uso de ingredientes libres de gluten y, por tanto, aptos para celíacos:

Hojaldre común. Receta sin gluten para 1 kg de masa

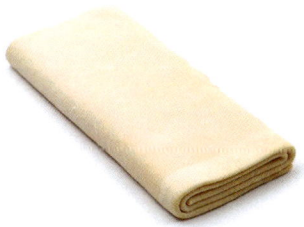

Ingredientes: 500 g harina de arroz, 450 ml agua, 350 g mantequilla, 12 g *psyllium husk,* 8 g goma xantana y c/s sal.

Elaboración:

1. Unificar en un bol la harina de arroz, la goma xantana, el *psyllium husk,* una pizca de sal y el agua.
2. Amasar hasta obtener una masa uniforme. Ten presente que, pese a poder quedar un poco pegajosa, tras someterla a reposo en refrigeración durante al menos 2 horas, su textura será más firme.

3. Darle forma de bola.
4. Tras el primer reposo, hacer un corte en forma de cruz a la masa y estirar sus puntas introduciendo el bloque de manteca en su interior. Volver a cerrar la masa cubriendo la manteca y poner en refrigeración.
5. Tras el segundo reposo, estirar la masa y dar forma rectangular, llevando a cabo el primero de los dobleces. En este caso una vuelta simple.
6. Laminar el hojaldre, llevando a cabo tres vueltas dobles y una vuelta simple, dejando entre vuelta y vuelta el tiempo necesario para que la masa sea manejable.
7. Dar forma deseada y cocer en horno a 210 °C durante 20 minutos (el tiempo y temperatura dependerá del formato y tamaño del hojaldre a hornear).

Bizcocho imperial. Receta sin gluten para 1 kg de bizcocho

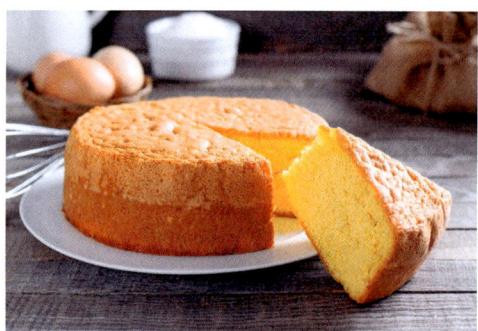

Ingredientes: 10 yemas de huevo, 6 huevos, 200 g azúcar y 160 g harina de maíz.

Elaboración:

1. Preparar un molde encamisado con mantequilla y harina.
2. Blanquear los huevos, las yemas y el azúcar al baño maría templado.
3. Incorporar entonces la harina de maíz espolvoreada y con suavidad remover de forma envolvente.
4. Verter en el molde y cocerlo al vapor a 100 °C durante 20/25 minutos aproximadamente, teniendo presente la capacidad del molde.
5. Desmoldar y dejar enfriar.

Pasta *choux*. Receta sin gluten para 1 kg de pasta *choux*

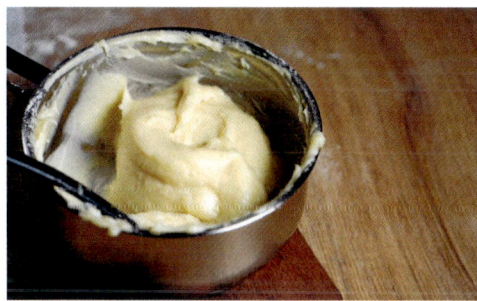

Ingredientes: 500 g agua, 400 g harina de maíz, 5 g goma xantana, 125 g mantequilla, 125 g manteca de cerdo, 10 g sal y 6 huevos aproximadamente.

Elaboración:

1. Poner a hervir el agua junto con la sal, la mantequilla y la manteca.
2. Cuando comience la ebullición, se añadirá toda la harina de maíz de golpe y la goma xantana.
3. Trabajar enérgicamente con la espátula, removiendo constantemente, hasta que la masa se despegue de las paredes del cazo y forme una masa unida y compacta.
4. Una vez retirada del fuego y enfriada la masa, se coloca en un bol o batidora, donde se irán incorporando los huevos de uno en uno, hasta obtener la textura adecuada.
5. Introducir la masa en una manga pastelera y escudillar sobre las latas de horno previamente engrasado.
6. Cocer en horno precalentado a 220 °C con el tiro abierto y a calor seco.

Pasta de manga. Receta sin gluten para 1 kg de pasta de manga

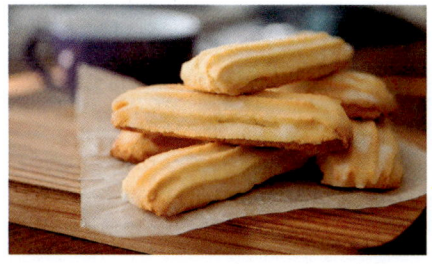

Ingredientes: 250 g mantequilla, 200 g azúcar, 200 g harina de maíz, 6 huevos, 12 g goma xantana y c/s azúcar vainillina.

Elaboración:

1. Poner la mantequilla a punto de pomada y mezclar con el azúcar.
2. Añadir los huevos y el azúcar vainillina.
3. Incorporar la goma xantana y la harina de maíz.
4. Mezclar hasta obtener una masa homogénea.
5. Poner en masa pastelera con boquilla lisa o rizada según elaboración.
6. Escudillar en una bandeja de horno previamente engrasada, dando la forma requerida según la elaboración.
7. Hornear a 210 °C hasta obtener la cocción deseada (dependerá del tamaño y forma dada a la elaboración).

Una vez que estén frías, se pueden napar con chocolate, mermeladas, etc. (tener en cuenta el uso de ingredientes sin gluten).

Masa frita (churros). Receta sin gluten para 1 kg de masa frita para churros

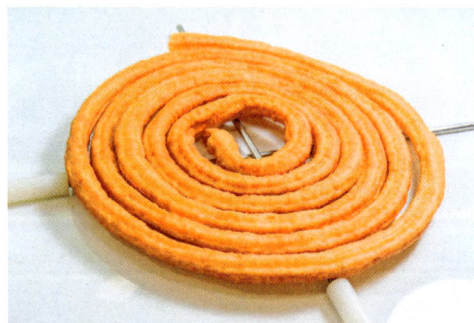

Ingredientes: 500 g harina de maíz, 550 g agua, 15 g sal, 10 g levadura fresca, 16 g goma xantana y c/s aceite de oliva para llevar a cabo la fritura.

Elaboración:

1. Calentar el agua hasta obtener una temperatura de 40 °C. Retirar del fuego y poner en bol.
2. Añadir al agua la harina de maíz, la levadura fresca y la goma xantana.
3. Amasar hasta obtener una masa homogénea, añadiendo finalmente la sal.

4. Dejar fermentar la masa obtenida durante 1 hora aproximadamente a una temperatura de entre 35 y 37 °C.
5. Introducir la masa en una churrera.
6. En un recipiente adecuado calentar el aceite hasta los 170-180 °C para llevar a cabo el proceso de fritura.
7. Escudillar la masa sobre el aceite en forma redondeada formando una rosca.
8. Freír y retirar sobre una rajilla a fin de eliminar el exceso de grasa.
9. Trocea la rosca obtenida según necesidades de servicio.

Masa de bollería. Receta sin gluten para 1 kg de masa para bollería

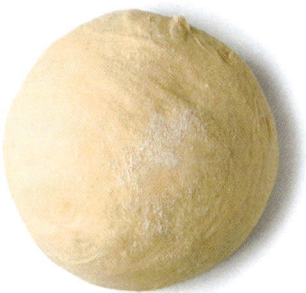

Ingredientes: 500 g harina de maíz, 25 g levadura de panadero, 225 ml agua, 85 g azúcar, 85 g mantequilla, 10 g sal, 1 huevo, 16 g goma xantana y c/s aromáticos.

Elaboración:

1. En un bol, mezclar 100 g de harina de maíz, 75 ml de agua, 25 g de levadura de panadero y 8 g de goma xantana. Amasar hasta obtener una mezcla homogénea y elástica. Dar forma de bola y dejar fermentar hasta que doble su volumen.
2. En otro bol, mezclar el resto de ingredientes a excepción de la mantequilla. Unificar, añadiéndole seguidamente la mantequilla en pomada y la otra masa ya fermentada. Amasar hasta obtener una masa homogénea.
3. Dejar reposar la masa durante unos 30 minutos.
4. Dividir la masa según las piezas que se quieren obtener. Bolear y formar.
5. Disponer las piezas sobre una bandeja y fermentar hasta que adquieran el doble de su volumen.

6. Pintar las piezas siempre que se requiera con huevo batido o crema de nata.
7. Hornear en horno precalentado a 200 °C durante 10-15 minutos, según el tamaño de las piezas.

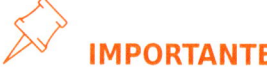 **IMPORTANTE**

La elaboración del hojaldre diferencia en su amasado entre:

- **Media vuelta:** consiste en doblar la masa obteniendo dos dobleces.

- **Vuelta simple o sencilla:** consiste en doblar la masa obteniendo tres dobleces.

- **Vuelta doble:** consiste en doblar la masa obteniendo cuatro dobleces.

- **Vuelta múltiple:** consiste en doblar la masa obteniendo ocho dobleces.

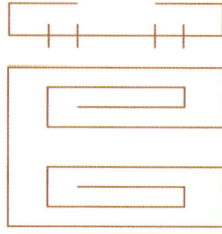

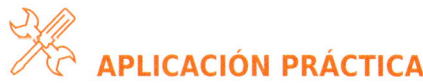

APLICACIÓN PRÁCTICA

Belinda está analizando la receta de pasta *choux* del restaurante Tortosa. En la descripción de la fórmula se observan una serie de pasos. Identifica cuál o cuáles de los pasos descritos son correctos.

1. Se partirá de la realización de un *roux* con la mantequilla y la harina.
2. Se deberán blanquear los huevos junto con la mantequilla.
3. La mantequilla utilizada en esta fórmula debe ser previamente clarificada.
4. La elaboración de la masa partirá de la unión de huevos, la mantequilla y el agua.
5. El primero de los pasos consiste en hervir el agua junto con la sal, la mantequilla y la manteca. Retirar del fuego y adicionar a continuación con la harina y la goma xantana.

Solución

La pasta *choux* se elabora a partir de una masa escaldada, por lo que el primero de los pasos consiste en hervir el agua junto con la sal y los elementos grasos, para a continuación, y siempre retirándolo del fuego, incluir la harina y en este caso la goma xantana, trabajando la elaboración hasta obtener una masa que se despegue de las paredes del cazo. A continuación, y dejando que la masa se enfríe, se irán añadiendo los huevos, siempre de uno en uno hasta obtener la textura adecuada.

6. Postres

HILO CONDUCTOR

La reformulación de las masas y bollería ha propiciado que la oferta de postres para el celíaco no esté estrechamente relacionada con el uso de helados con base de agua y frutas o postres en los que la fruta es el ingrediente principal. De hecho, en su recetario aparecen postres con base láctea, postres con masas, postres fritos, semifríos, etc.

El postre se concibe como el elemento que cierra el servicio de comida de una propuesta culinaria, por lo que su aportación a las expectativas y satisfacción del cliente tiene un valor muy significativo. Normalmente, relacionado con el servicio de elementos dulces, su presentación puede atender al componente principal utilizado en su elaboración. Así, se diferencia entre:

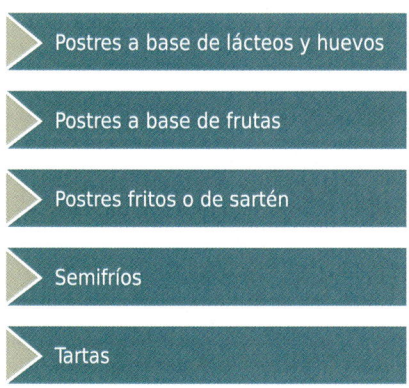

- Postres a base de lácteos y huevos
- Postres a base de frutas
- Postres fritos o de sartén
- Semifríos
- Tartas

Presentada la clasificación de los postres, es preciso destacar que todos o casi todos, de forma general, requieren de ingredientes con gluten para su elaboración, lo que ha propiciado que en muchos casos el servicio de postres para el celíaco se redujera a ofrecer frutas preparadas, lácteos fermentados (como el yogur) y helados con base de almíbares, entre otros. Esto ha cambiado gracias a la integración de nuevas técnicas y fórmulas de elaboración, que ha provocado que dicha brecha se refleje solo en algunas de las características del producto final, por lo que es posible abordar un alto porcentaje de elaboraciones en las que de forma tradicional el gluten formaba parte de su composición, por ejemplo: la leche frita o las milhojas de crema y frutos rojos.

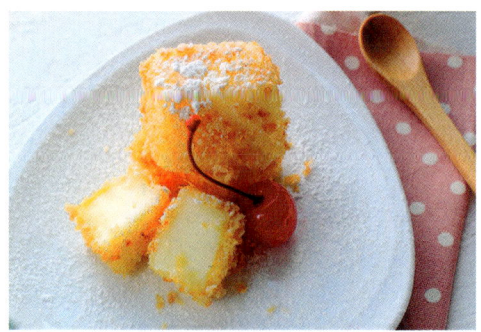

Postre de leche frita con guinda

Los procesos de elaboración de los postres no difieren de los llevados a cabo en torno a la realización de las masas. No obstante, las necesidades de emplatado y presentación hacen que en ocasiones sea necesario incluir elaboraciones complementarias, como cremas, salsas, *coulis,* helados..., elaboraciones que deben asegurar la exclusión del gluten como parte de los ingredientes utilizados. Asimismo, no todos los postres están basados en la elaboración de masas y bollería, por lo que a continuación se exponen algunos postres a fin de complementar el recetario expuesto hasta el momento:

Crema catalana. Receta sin gluten para 8 personas

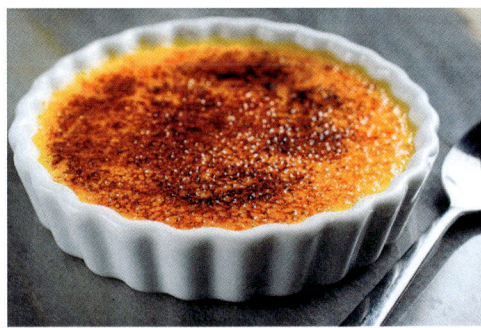

Ingredientes: 1 l leche entera, 80 g harina de maíz, 6 yemas de huevo, 200 g de azúcar, 100 g de azúcar para quemar, 1 vaina de vainilla, 1 ceste de limón y 1 astilla de canela.

Elaboración:

1. Infusionar la leche junto con los elementos aromáticos (ceste de limón, canela y vainilla), dejando un reposo de unos 10 minutos.
2. Realizar una carga con las yemas de huevo, los 200 g de azúcar y la harina de maíz.
3. Unir la leche previamente infusionada con la carga.
4. Poner la mezcla obtenida al baño maría. Cocer con varilla hasta obtener la textura deseada, teniendo en cuenta que la mezcla no debe pasar de los 80 °C.
5. Una vez cocida, poner en el recipiente de servicio y poner en refrigeración a 4 °C.
6. En el momento de servir, añadir el azúcar en su superficie, quemándola a continuación, con pala de quemar o soplete.

***Soufflé* de crema.** Receta sin gluten para 8 personas

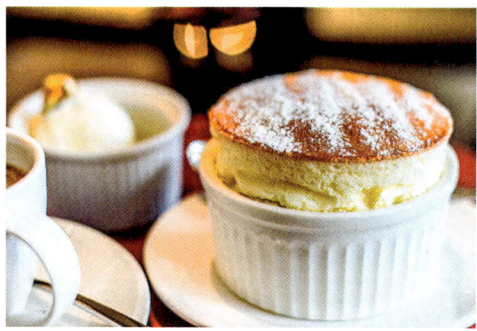

Ingredientes: 1 l de leche, 6 yemas de huevo, 200 g de azúcar, 125 g harina de maíz, 1 ceste de limón, 1 vaina de vainilla, 1 astilla de canela, 10 claras de huevo, 150 g de azúcar y c/s azúcar glasé.

Elaboración:

1. Infusionar la leche junto con la canela, la vaina de vainilla y el ceste de limón. Colar por el chino y reservar.
2. Hacer una carga con las yemas, 150 g azúcar y la harina de maíz.
3. Añadir sobre la carga la leche infusionada y cocer, poniéndolo al baño maría, sin dejar de mover con varilla hasta obtener el espesor característico, sin pasar en ningún caso los 80 °C. Reservar en refrigeración.
4. Emulsionar las claras de huevo junto con los 150 g de azúcar.
5. Unir las claras emulsionadas con la crema, haciéndolo de forma envolvente, a fin de obtener una mezcla esponjosa.
6. Pintar los moldes con grasa y espolvorear con azúcar, añadiendo la crema obtenida, sin superar las 3/4 partes del molde.
7. Introducir en horno precalentado a 220 °C durante 15 o 20 minutos, hasta obtener la consistencia y color deseados.
8. Sacar del horno, espolvorear con azúcar glasé y servir de inmediato.

Torrijas. Receta sin gluten para 8 personas

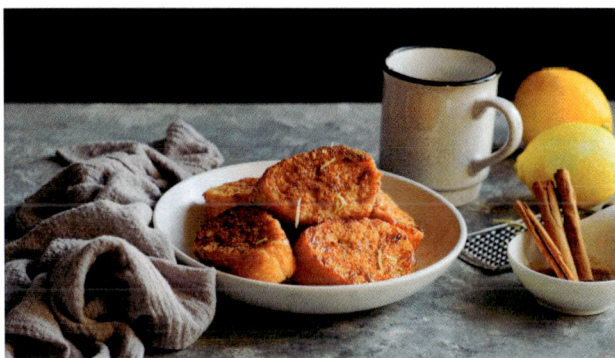

Ingredientes: 500 g pan de brioche sin gluten (ver receta en apartado "pan y panecillos"), 300 ml leche, 50 g azúcar, c/s canela en rama, corteza de limón, harina de maíz, huevo y aceite de oliva, 75 g miel y 40 ml agua.

Elaboración:

1. Infusionar la leche con la canela en rama, la corteza de limón y el azúcar y dejar templar.
2. Poner a fuego la miel y el agua hasta homogeneizar y dejar enfriar.
3. Cortar el pan en rebanadas gruesas.
4. Sumergir las rebanadas en la infusión anteriormente obtenida.
5. Sacar las rebanadas una vez empapadas y poner en candidera para que puedan escurrir.
6. Pasarlas por harina de maíz y huevo y freírlas en el aceite de oliva.
7. Poner sobre papel absorbente para eliminar el exceso de grasa.
8. Todavía calientes, pasarlas por el hidromiel realizado anteriormente.

Crêpes (obleas). Receta sin gluten para 8 personas

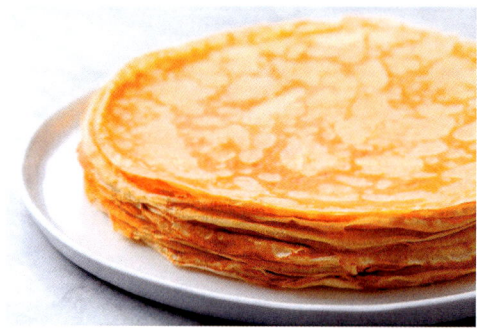

Ingredientes: 250 g harina de maíz, 50 g azúcar, 4 huevos, 500 ml leche, 50 g mantequilla, 5 ml licor de naranja, 3 g sal, c/s manteca de cerdo.

Elaboración:

1. Derretir la mantequilla.
2. Unificar todos los ingredientes en una batidora, evitando que queden pequeños grumos.
3. Dejar reposar la masa obtenida durante una hora en refrigeración.
4. Sobre una sartén o utensilio en el que se va a llevar a cabo la cocción de las obleas, pasar un trozo de manteca de cerdo a fin de engrasarla.
5. Poner la sartén a fuego hasta que adquiera una temperatura adecuada y verter un cacillo de masa, dando movimientos circulares para que cubra toda su superficie, procurando que quede de un grosor muy fino.
6. Cocer por ambas caras hasta obtener el color y cocción característicos de este producto.
7. Retirar. Queda lista para poder ser guarnecida con infinidad de elaboraciones.

Carlota de cítricos. Receta sin gluten para 8 personas

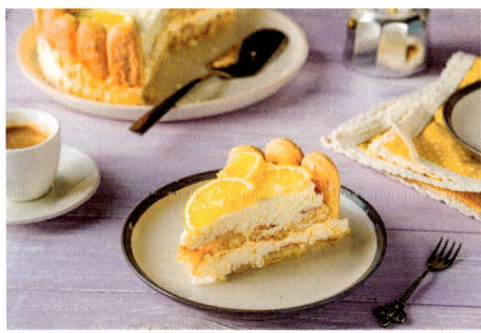

Ingredientes: 500 g puré de cítricos sin gluten, 500 ml jarabe a punto de hebra fuerte (agua + azúcar cocidos hasta 110-114 °C), 35 g gelatina, 500 ml de nata al 35 % de materia grasa, 1 plancha de bizcocho imperial sin gluten (ver receta en apartado "masas y bollería") y c/s almíbar aromatizado con licor de naranja o cítrico del que se lleve a cabo la elaboración.

Elaboración:

1. Realizar el jarabe de hebra fuerte.
2. Hidratar la gelatina y adicionar al jarabe.
3. Turbinar el puré de cítricos, adicionando el jarabe cuando este alcance unos 20 °C.
4. Semimontar la nata.
5. Unificar de forma envolvente la nata semimontada junto con el puré hasta obtener una mezcla homogénea y esponjosa.
6. Con el bizcocho forrar el molde y calar con el almíbar aromatizado.
7. Sobre el molde forrado de bizcocho, verter la preparación de nata y puré.
8. Poner en refrigeración para que adquiera la textura deseada.
9. Cuando adquiera la textura característica, incluir sobre su superficie elementos como rodajas de naranja confitadas, gajos de naranja, etc.

ACTIVIDAD COMPLEMENTARIA

6. Realiza una búsqueda de postres en los que intervenga el gluten como componente de sus ingredientes, a fin de poder reformularlo, haciéndolo apto para este colectivo (celíacos).
Organiza la búsqueda a fin de poder completar un recetario en el que se recojan fórmulas que podrán ser de tu utilidad en el día a día de tu actividad.

---

7. Repostería

HILO CONDUCTOR

Bajo el concepto de repostería, Belinda ha agrupado todas las fórmulas de tartas que ha ido recopilando. En el ámbito de la repostería, las tartas son los elementos más significativos, muchas de ellas identificadas bajo una denominación propia, como puede ser la tarta de san Marcos, la tarta Selva Negra, la tarta ópera..., así como son también características las denominadas *bandas, brazos* y *troncos*.

Actualmente, los conceptos de repostería y pastelería son utilizados de forma común. No obstante, es importante indicar que tradicionalmente, bajo la denominación de repostería, han sido acogidas aquellas elaboraciones de mayor relevancia o complejidad, de lo que es el ejemplo más significativo el representado por las tartas.

Dentro del concepto de tarta es posible incluir toda aquella preparación realizada a partir de una o varias capas de masa o pasta, complementada con rellenos y coberturas. Pese a que tradicionalmente el formato redondo ha sido el más habitual, su confección contempla otros formatos, así como diseños característicos, dando pie a nombres como bandas, brazos y troncos, roscos, etc.

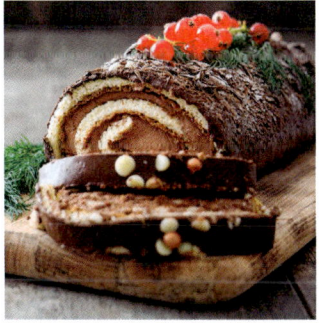 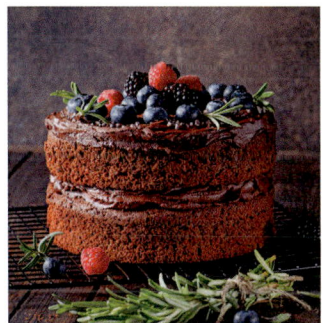

Ejemplo de tarta tipo brazo y tarta redonda

Previo a la formulación de algunas tartas, es importante indicar que, además de por su forma, las tartas pueden ser clasificadas según su composición o ingrediente principal utilizado en su confección. Sin olvidar, asimismo, la clasificación asignada a su nombre. Existen al respecto tartas con nombre propio, como son la tarta Sacher, tarta de Santiago, tarta ópera, tarta de san Marcos y tarta Selva Negra.

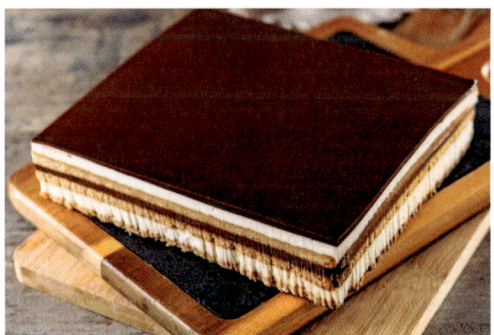

La tarta ópera debe ser rectangular y no presentar una altura mayor que los cuatro centímetros.

 SABÍAS QUE...

La tarta de Santiago está amparada con una indicación geográfica protegida y por tanto sus características y elaboración están reguladas por normativa.

A continuación, se muestran algunas de las fórmulas o recetas utilizadas en la confección tradicional de tartas, teniendo presentes las exigencias propias de los celíacos y, por tanto, han sido sustituidos los ingredientes que contienen o aportan gluten a la elaboración. Estas elaboraciones son:

Tarta de san Marcos. Receta sin gluten para 8 personas

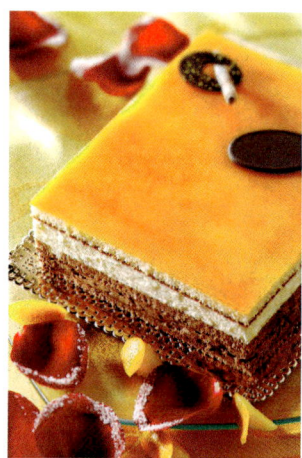

Ingredientes:

- **Para el bizcocho genovés sin gluten:** 3 huevos, 90 g azúcar y 75 g harina de arroz + 37 g almidón de maíz.
- **Para la trufa:** 250 g chocolate de cobertura, 250 g nata al 35 % de materia grasa, 25 g mantequilla, 25 g azúcar y 5 g gelatina.
- **Para la nata montada:** 300 ml nata al 35 % de materia grasa, 60 g azúcar y 5 g gelatina.
- **Para la crema de yema:** 90 g azúcar, 30 ml agua, 10 ml zumo de limón, 2 yemas de huevo, 3 g harina de maíz y c/s azúcar blanquilla para quemar.
- **Otros elementos:** c/s almíbar para calar bizcocho y c/s almendra laminada.

Elaboración:

- **Para el bizcocho genovés sin gluten:**

    1. Separa las yemas de las claras.
    2. Une las yemas con la mitad del azúcar (45 g) y blanquéalos.

3. Emulsiona las claras de huevo junto con el azúcar restante (45 g).
4. Une la harina de arroz con el almidón de maíz.
5. Vierte sobre las yemas blanqueadas la mezcla de harina de arroz y el almidón de maíz.
6. Mezcla el paso anterior con las claras emulsionadas de forma envolvente, evitando que la mezcla pierda la textura esponjosa característica de esta preparación.
7. Escudilla la masa obtenida sobre una bandeja de horno previamente engrasada.
8. Hornea a 180 °C durante unos 7-10 minutos, observando cómo adquiere el color y textura característica.

◑ **Para la trufa:**

1. Hidrata la gelatina.
2. En un cazo vierte la nata, el azúcar, la mantequilla. Cocer. Retirar del fuego y añadir la gelatina previamente hidratada y la cobertura de chocolate. Mover hasta obtener una mezcla homogénea.
3. Poner en refrigeración hasta que enfríe y tome cuerpo.
4. Retirar del refrigerador y batir con ayuda de unas varillas, observando cómo emulsiona.

◑ **Para la nata montada:**

1. Retirar unos 15 ml de nata del total que servirán para diluir la gelatina.
2. Con la nata restante previamente fría, añadir el azúcar y semimontar.
3. Hidratar la gelatina y diluir en los 15 ml de nata reservados.
4. Añadir la gelatina poco a poco, asegurando que se integra en la nata semimontada.
5. Finalizar el montado de la nata.

◑ **Para la crema de yema:**

1. En un cazo poner el agua, el azúcar y el zumo de limón. Hervir y dejar enfriar hasta 20 °C.
2. Unir las yemas de huevo y la harina de maíz.
3. Adicionar sobre las yemas y la harina poco a poco la infusión anterior, sin dejar de mover y asegurando que no se crean grumos.
4. Cocer al baño maría hasta obtener la textura deseada, sin pasar en ningún momento los 65 °C.

Ο Para montar la tarta:

1. Disponer una plancha de bizcocho y calar con almíbar.
2. Cubrir con trufa.
3. Poner otra plancha de bizcocho y calar con almíbar.
4. Cubrir con nata montada.
5. Cubrir con bizcocho y calar con almíbar.
6. Cubrir con una fina capa de crema de yema. Espolvoreamos con azúcar y quemamos con una pala o soplete.
7. Por los bordes incluir las almendras laminadas, que podrán ser dispuestas sobre una fina capa de nata montada.

Tarta Selva Negra. Receta sin gluten para 8 personas

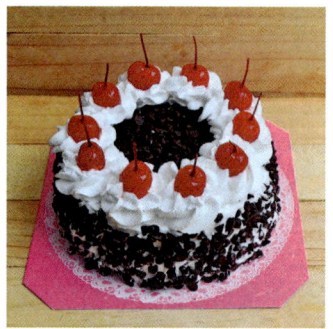

Ingredientes:

Ο **Para el bizcocho de chocolate:** 3 huevos, 150 g mantequilla, 150 g azúcar, 50 g cacao en polvo, 120 g harina de maíz y 15 g levadura en polvo.

Ο **Para el relleno y cobertura:** 500 ml nata al 35 % de materia grasa, 50 g azúcar, 10 g gelatina, c/s cerezas glaseadas o guindas, c/s almíbar aromatizado con licor de cerezas y c/s virutas de chocolate.

Elaboración:

Ο **Para el bizcocho de chocolate:**

1. Separar las yemas y las claras.
2. Poner la mantequilla en pomada.
3. Unificar las yemas de los huevos con el azúcar y blanquear. Añadir la mantequilla en pomada.

4. Montar las claras de huevos.
5. Unir la levadura, el cacao y la harina de maíz.
6. Unir las yemas blanqueadas y las claras montadas.
7. Moviendo de forma envolvente, ir incorporando sobre la mezcla de yemas y claras la mezcla de harina, levadura y cacao.
8. Escudillar la masa sobre bandeja de horno previamente engrasada. Cocer a 180 °C hasta obtener la cocción deseada.

○ Para la nata montada:

1. Retirar unos 15 ml de nata del total que servirán para diluir la gelatina.
2. Con la nata restante previamente fría, añadir el azúcar y semimontar.
3. Hidratar la gelatina y diluir en los 15 ml de nata reservados.
4. Añadir la gelatina poco a poco, asegurando que se integra en la nata semimontada.
5. Finalizar el montado de la nata.

○ Para montar la tarta:

1. Disponer de una plancha de bizcocho y calar con el almíbar.
2. Cubrir con la nata montada.
3. Poner otra plancha de bizcocho y calar con el almíbar.
4. Es posible incluir cerezas o guindas finamente picadas.
5. Cubrir con nata montada.
6. Cubrir con virutas de chocolate y adornar con nata montada y guindas.

Tarta de queso. Receta sin gluten para 8 personas

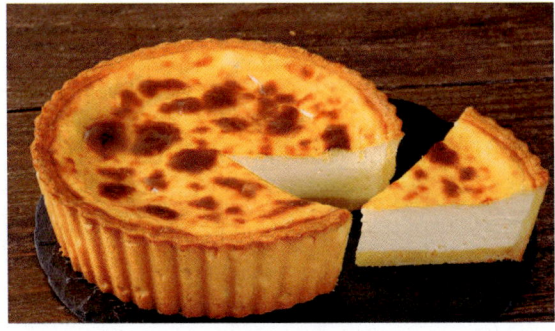

Ingredientes:

◊ **Para la base (masa quebrada):** 100 g harina de maíz, 100 g harina de arroz, 100 g harina de sorgo, 100 g mantequilla, 70 g huevo y 75 ml agua, 6 g *psyllium husk,* 8 g azúcar y 2 g sal.
◊ **Para la crema de queso:** 500 g queso crema, 250 g nata al 35 % de materia grasa, 100 g queso fresco, 80 g queso parmesano, 200 g azúcar, 5 huevos y 3 g sal.

Elaboración:

◊ **Para la masa quebrada:**

1. Se unificará en un bol la harina de maíz, la harina de arroz, la harina de sorgo, el *psyllium husk,* el azúcar y la sal.
2. Mezclar y añadir a continuación la mantequilla y el huevo. Amasar e incorporar el agua, teniendo presente la textura de la masa. Hacer una bola y dejar reposar 30 minutos.
3. Estirar la masa con ayuda de un rodillo y poner en molde. Pinchar la superficie de la masa.
4. Cocer en blanco la masa en horno a 180 °C durante 15 minutos.
5. Reservar.

◊ **Para la crema de queso:** disponer todos los ingredientes en un bol o batidora. Mezclar hasta obtener una masa homogénea. Reservar.
◊ **Para el montaje y cocción:**

1. Sobre la pasta quebrada, verter la crema de queso obtenida.
2. Poner en horno a 180 °C durante 25-30 minutos.
3. Cocer hasta obtener una textura y color adecuado.

Tarta de Santiago. Receta sin gluten para 8 personas

Ingredientes: 250 g almendra marcona cruda entera, 250 g azúcar, 4 huevos, c/s ralladura de limón, c/s canela molida y c/s azúcar glasé.

Elaboración:

1. Moler la almendra en moliendas diferentes. La mitad muy molida, convertida en harina, y la otra mitad un poco más gruesa para que se note al comer.
2. Precalentar el horno a 160 °C. Cuando esté caliente, meter la almendra y dejar 10 minutos dentro del horno a altura media, removiéndola un par de veces para que pierda un poco de humedad y coja un poco de color. Retírala del horno y déjala enfriar.
3. Añadir a la almendra molida un poco de canela molida y la ralladura de limón.
4. Precalentar el horno a 180 °C.
5. Blanquear los huevos junto con el azúcar.
6. Añadir la mezcla de almendra, canela y limón. Mezclar con cuidado, sin batir.
7. Engrasar el molde de cocción y verter masa.
8. Hornear de 25 a 30 minutos.
9. Una vez obtenida la cocción adecuada, retirar del horno y espolvorear con azúcar glasé, poniendo un patrón de la cruz de Santiago sobre la tarta para obtener su figura.

8. Pastas navideñas

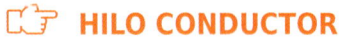 **HILO CONDUCTOR**

Bajo el concepto de pastas navideñas, Belinda ha incluido elaboraciones como los mantecados, los polvorones y los mazapanes, dadas las peculiaridades que muestran cada uno de estos grupos. Con la descripción de esta categoría y la posterior destinada a presentar algunas recetas de pan y panecillos, Belinda da por cerrado su recetario.

En la clasificación profesional de pastelería/repostería, las pastas navideñas toman la denominación de pastas españolas, dado que su origen así lo establece. Son ingredientes básicos en su formulación la manteca de cerdo, el azúcar y los cereales o frutos secos.

De forma generalizada, muestran una textura terrosa a la vez que suave, y su consistencia es una de las características que más destacan.

Dentro de las pastas navideñas es posible diferenciar entre los mantecados, los polvorones y los mazapanes, que se presentan en todo caso en formatos individuales dada su fragilidad.

Pese a que la formulación de estas preparaciones muestra ingredientes en común, la técnica utilizada en su elaboración permite diferenciar texturas más o menos finas. Así, los mantecados suelen presentar unas texturas más finas y formato redondeado y los polvorones tienen una textura más gruesa, con forma oval y cubiertos de azúcar glasé.

De forma general, la formulación de las denominadas *pastas españolas* incluye la harina de trigo como uno de los ingredientes principales, junto con la manteca y el azúcar, hecho que requiere de una reformulación específica para el público celíaco. Dicha reformulación se muestra a continuación, incluyendo a su vez las técnicas específicas de elaboración:

Mantecados y polvorones. Receta sin gluten para 1 kilo de producto

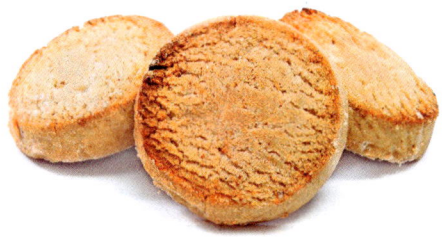

Ingredientes: 500 g harina de arroz, 100 g almendras crudas, 15 g canela molida, 200 g azúcar glasé y 220 g aceite de oliva.

Elaboración:

1. Extender sobre una bandeja la harina de arroz y ponerla en el horno a unos 170-180 °C para que se dore. Este proceso puede durar unos 20-25 minutos y requiere que se mueva la harina para obtener un dorado homogéneo.
2. Tostar las almendras y dejar enfriar.
3. Triturar las almendras.
4. Mezclar los ingredientes secos como la harina, la almendra molida y el azúcar glasé.

5. A la mezcla anterior, añadir el aceite de oliva.
6. Mover hasta obtener una masa arenosa, firme y compacta. En el caso de que la masa se desmorone en demasía, se podrá incluir un poco más de aceite.
7. Obtenida la masa, dejar reposar en refrigeración.
8. Sacar de refrigeración, extender con ayuda de un rodillo hasta obtener una plancha de 1 cm de grosor más o menos. Cortar con la forma específica.
9. Precalentar el horno a 210 °C e introducir los mantecados.
10. Cocer hasta que el producto adquiera su color dorado característico.

El grosor dado al picado de los ingredientes, así como la forma dada al producto, determinará el nombre del producto, que se complementará a su vez con especificidades propias de los aromatizantes o complementos utilizados en su formulación.

Roscos de vino. Receta sin gluten para 1 kilo de producto

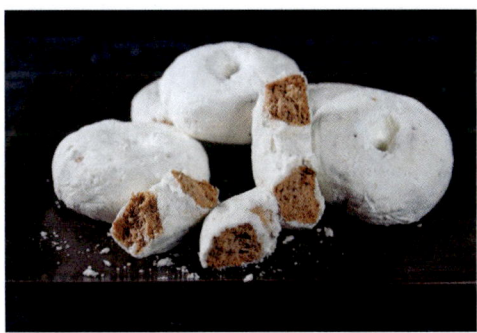

Ingredientes: 300 g harina de maíz, 300 g harina de arroz, 100 g sésamo, 60 g azúcar glasé, 260 g manteca de cerdo, 5 g canela en polvo, 100 ml vino dulce y c/s azúcar glasé.

Elaboración:

1. Mezcla la harina de maíz y la harina de arroz. Poner sobre la bandeja de horno a fin de someter a las harinas a un tostado previo para lo que habrá que someterlas a una temperatura de entre 160 y 180 °C, moviendo la mezcla para que adquiera un color homogéneo.
2. Tostar los granos de sésamo, dejar enfriar y moler levemente evitando que pierdan su grasa.
3. Mezcla la manteca de cerdo y el azúcar.

4. Mezcla las harinas junto con la canela molida.
5. Tamiza las harinas sobre la manteca de cerdo, evitando la formación de grumos.
6. Mezclar y adicionar a continuación el vino. Amasa hasta que se integre de forma completa.
7. Dejar reposar durante 20 minutos.
8. Pasado el tiempo de reposo, estirar la masa con ayuda de un rodillo, dándole un grosor aproximado de 1,5 cm. Cortar con forma de rosco y poner en la bandeja de horno previamente engrasada.
9. Cocer en horno precalentado a 180 °C durante 15-20 minutos, hasta obtener el color y textura deseada.
10. Una vez cocido, dejar enfriar y pasar por azúcar glasé.

Nevaditos. Receta sin gluten para 1 kg de producto

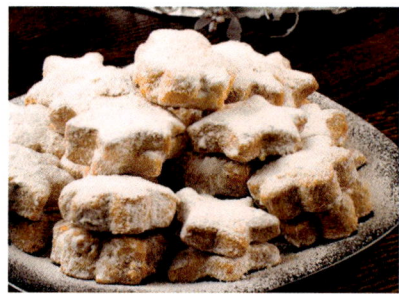

Ingredientes: 300 g harina de arroz, 300 g almidón de maíz, 320 g manteca de cerdo, 120 ml vino blanco, 40 g azúcar glasé, 15 g impulsor y c/s azúcar glasé para cubrir.

Elaboración:

1. Teniendo la manteca en pomada, unificar todos los ingredientes, amasando hasta obtener una masa homogénea y compacta.
2. Dar a la masa forma de bola y dejarla reposar en el frigorífico.
3. Reposada la masa, estirar con ayuda de un rodillo hasta obtener una lámina de 15 mm aproximadamente.
4. Cortar la masa con ayuda de un cortapasta de acuerdo con la figura deseada y poner sobre una bandeja engrasada.
5. Precalentar el horno a 200 °C.
6. Hornear los nevaditos hasta obtener un color dorado característico, así como una textura seca (20-25 minutos aproximadamente).

7. Dejar enfriar ligeramente y pasar por azúcar glasé, procurando que queden muy cubiertos.

Mazapanes. Receta sin gluten para 1 kg de producto

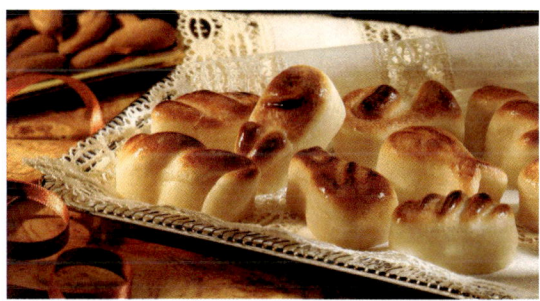

Ingredientes: 500 g almendras crudas molidas, 500 g azúcar glasé, 15 ml agua, 1 clara de huevo, ralladura de medio limón y c/s canela molida.

Elaboración:

1. En un bol, introducir la almendra molida, el azúcar, el agua, la canela y la ralladura de limón.
2. Amasar hasta obtener una masa homogénea y uniforme.
3. Dejar reposar la masa durante un par de horas en refrigeración.
4. Hacer figuras con la masa obtenida, colocándolas sobre una placa de horno.
5. Introducir las claras de huevo en un bol y mover enérgicamente.
6. Pintar las piezas con la clara de huevo.
7. Precalentar el horno a 200 °C e introducir las figuras. Cocerlas durante unos dos minutos, observando cómo adquieren el característico color dorado en su superficie.
8. Sacar del horno y enfriar.

9. Panes y panecillos

☞ HILO CONDUCTOR

Belinda indica en su recetario que solo dos de los establecimientos visitados en los últimos meses ofrecían pan sin gluten. De hecho, las recetas que incluye en su recetario son aportaciones de estos restaurantes. Recuerda que, en muchos casos, pese a contar con pan sin gluten, los procesos de horneado hacen que este pueda contaminarse y pase a no ser seguro para el celíaco.

- -

El pan es otro de los productos más variados y presentes en la oferta de todo establecimiento hostelero. Su variedad es tal que la normativa permite diferenciar entre pan común y panes especiales, y dicta las características que este debe cumplir para poder ser catalogado y presentado de forma adecuada. Así, por ejemplo, el denominado como *pan bregado de miga dura, español* o *candeal* tendrá una humedad máxima del 30 %, mientras que, para el denominado pan de *flama,* este porcentaje de humedad (30 %) será el mínimo establecido.

La normativa, además, permite diferenciar entre otros tipos de panes, como son el pan integral o el pan elaborado con harinas de cereales, indicándose en este último caso la elaboración con harina de cereales distintos al trigo, por lo que toma la denominación de "pan 100 % de" o "pan de". Asimismo, la clasificación de los panes diferencia como **panes especiales** a aquellos que:

Por composición
- Que su fórmula incluya harina tratada o incorpore cualquier ingrediente descrito en normativa, como puede ser gluten de trigo seco, leche, huevos, grasas y aceites comestibles, etc.

Por elaboración
- Que se utilice un procedimiento tecnológico especial, diferente al utilizado de forma normal para la elaboración del pan común.

Observando las especificidades dadas por normativa, es posible indicar que la elaboración de panes y panecillos orientados a la alimentación de personas celíacas (sin aporte de gluten) son panes especiales, ya que requieren de una formulación y elaboración específica porque la eliminación del gluten hace que el desarrollo del pan necesite de otros elementos sustitutivos, de lo que son ejemplo los siguientes: *psyllium husk*, goma xantana, goma guar o el HMPC (espesante obtenido a partir de celulosas purificadas). Además, y para contribuir a obtener el dorado característico de la corteza de los panes, es fundamental la adición de azúcares. Otro aspecto fundamental en los panes sin gluten es el aporte de almidón, a propósito de lo cual se indica que, a mayor porcentaje de almidón, mayor esponjosidad se obtendrá. Así, para panes blancos comunes, dicho aporte rondará el 60-70 %, mientras que para panes de molde o tipo hamburguesa dicha proporción deberá llegar al 95 %. A su vez, es fundamental valorar la combinación de distintos tipos de almidones (húmedos y secos), que permitirá controlar la textura más o menos pegajosa de la masa. Ten presente que los almidones procedentes de la tapioca o la patata hacen que las masas sean más pegajosas; en cambio, los almidones procedentes del maíz o el arroz son más secos. Esto permite obtener masas de distintas texturas y calidades.

Por tanto, la formulación de panes sin gluten debe partir de una correcta proporción de harinas sin gluten, almidones y azúcares, proporciones únicas según el tipo de pan que se quiere obtener. Esta es una posible fórmula:

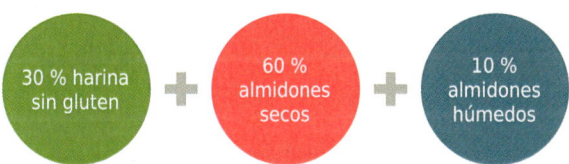

 EJEMPLO

Mezcla de harinas sin gluten para la obtención de harina panificable: 15 % harina de trigo sarraceno, 15 % de harina de arroz, 60 % harina de maíz y 10 % almidón de patata.

✏️ **ACTIVIDAD COMPLEMENTARIA**

7. Busca información sobre productos utilizados para sustituir el gluten en la formulación tradicional de productos como el pan o las pastas.
   Recopila algunos de estos productos y describe sus características.

A continuación, se presentan y desarrollan algunas fórmulas ejemplarizantes de panes y panecillos elaborados sin gluten:

Pan de molde sin gluten. Receta sin gluten para 1 kilo de masa

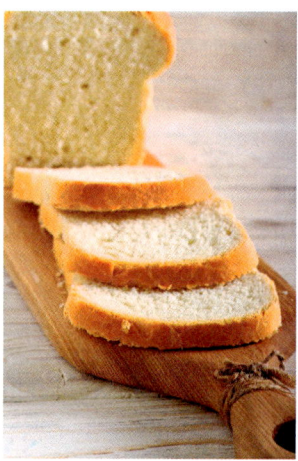

Ingredientes: 30 g harina de quinoa, 165 g harina de sorgo, 255 g almidón de maíz, 50 g almidón de patata, 9 g *psyllium husk,* 9 g azúcar, 9 g sal, 15 g impulsor y 500 g agua.

Elaboración:

1. En un bol o cuba de amasado mezcla todos los ingredientes a excepción del agua.
2. Añade el agua, dejando reservados unos 50 ml, que te servirán como apoyo para obtener la textura deseada. Ten presente que la masa irá cogiendo cuerpo de acuerdo con el tiempo de amasado, por lo que al principio será muy fluida.
3. Obtenida la masa, introdúcela en un molde previamente forrado con papel de horno.
4. Introduce la porción de masa requerida en el molde.
5. Precalienta el horno a 200 °C e introduce el pan para proceder a su cocción, que requiere de un tiempo aproximado de 50 minutos.
6. Horneado el pan, sácalo del molde. Lo puedes introducir nuevamente en el horno para que adquiera un mayor color dorado por toda su superficie, teniendo cuidado de no cocerlo en exceso, ya que resultaría seco.

Pan *brioche* sin gluten. Receta sin gluten para 1 kilo de masa

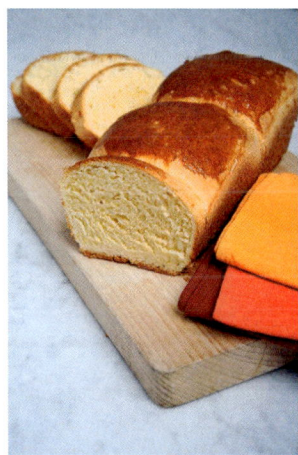

Ingredientes: 85 g harina de trigo sarraceno, 300 g almidón de maíz, 40 g almidón de tapioca, 10 g *psyllium husk,* 30 g azúcar, 8 g sal, 8 g levadura química, 12 g levadura fresca, 170 g huevo, 225 g leche, 105 g mantequilla y 20 g goma xantana.

Elaboración:

1. En un bol o cuba de amasado, introduce la harina de trigo sarraceno, la levadura química, la sal, los almidones y el *psyllium husk.*
2. Atempera la leche y disuelve la levadura fresca y el azúcar. Dejar que se active y añadir los huevos. Mover y dejar reposar unos minutos.
3. Unir ambas preparaciones y dejar que las harinas se hidraten. Añadir a continuación la mantequilla.
4. Amasar el conjunto y añadir la goma xantana.
5. La masa obtenida será muy pegajosa, pero es necesario que así sea para obtener la esponjosidad propia de esta elaboración.
6. Mójate las manos en grasa para poder manejar la masa y formar bolas que irás colocando en un molde previamente engrasado.
7. Dejar fermentar durante 2 horas aproximadamente, observando cómo la masa dobla de volumen.
8. Precalienta el horno a 200 °C, poniendo un recipiente con agua en su interior para propiciar humedad durante el horneado.
9. Hornea el pan durante unos 25 minutos a 180 °C, observando cómo adquiere el color y cocción característica.
10. Cocido el pan, saca del molde y deja enfriar sobre una rejilla.

Pan integral sin gluten. Receta sin gluten para 1 kilo de masa

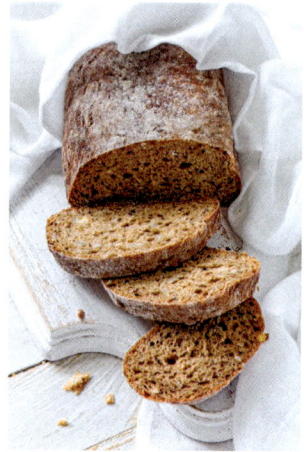

Ingredientes: 300 g harina de arroz integral, 100 g harina de trigo sarraceno, 100 g harina de garbanzo, 10 g goma guar, 20 g lino molido, 8 g
sal, 10 g azúcar, 5 g levadura fresca, 10 ml vinagre y 550 ml agua.

Elaboración:

1. En un bol o cuba de amasado integra todos los ingredientes secos a
   excepción de la levadura.
2. Hidrata la levadura en un poco del agua indicada. Para ello, pon el
   agua a 35 °C, disuélvela y deja que se active.
3. Vierte la levadura activada sobre las harinas y añade el resto de ingredientes (agua y vinagre). Amasa observando que la masa es poco
   densa, pues debe ser así.
4. Obtenida la masa, ponla a fermentar. Para ello, crea un ambiente
   apropiado, lo ideal es 37 °C y 75 % de humedad.
5. Cuando la masa doble su volumen, estará lista para hornear. Meterla
   en horno precalentado a 200 °C y con un recipiente con agua que
   mantenga humedad en su interior, lo que propiciará que la masa
   crezca y no se reseque su superficie.
6. Cocer durante 1 hora aproximadamente. Desmoldar a continuación
   y volverlo a cocer sin molde a fin de obtener un dorado en su superficie. En este caso, bajar la temperatura a 160 °C.
7. Sácalo y déjalo enfriar sobre una rejilla.

Pan blanco sin gluten. Receta sin gluten para 1 kilo de masa

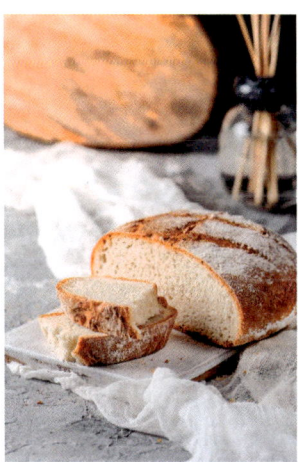

Ingredientes: 325 g harina trigo sarraceno, 200 g almidón de tapioca, 26 g semillas de girasol molidas, 18 g goma xantana, 13 g *psyllium husk,* 5 g levadura fresca, 8 g sal, 8 g azúcar, 65 ml aceite de oliva y 445 g agua.

Elaboración:

1. Hidrata la levadura fresca en un poco del agua tibia (40 °C), dejando que se active.
2. En un bol o cuba de amasado, incluir los ingredientes secos, mezclar y añadir la levadura activada.
3. A continuación, añadir el resto de agua y el aceite. Mezclar hasta obtener una masa homogénea. Dejar reposar y sacar de la cuba de amasado.
4. Extender sobre una superficie sin añadir más harina, ya que la masa debe permanecer pegajosa. De lo contrario, el pan obtenido sería seco y aplastado.
5. Forma una bola y da la forma característica al pan. En este caso, podrás ayudarte de un poco de harina.
6. Deja que el pan fermente, se puede llegar a doblar el volumen.
7. Introduce el pan (puedes aplicar corte decorativo previamente) en el horno precalentado a 200 °C y con un recipiente con agua, que evitará que la masa se reseque durante el primer momento de horneado, lo que permitirá un desarrollo adecuado.
8. Hornea durante una hora aproximadamente, vigilando en todo momento el color que va adquiriendo.

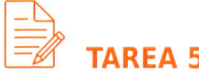

TAREA 5

El pan sin gluten ofrecido en el restaurante Mota muestra una textura excesivamente elástica, por lo que no es apetecible. Se trata de un pan integral realizado a base de harina de arroz, aunque en su formulación aparecen otros ingredientes como la goma xantana o la goma guar. Además, su color es muy pálido, lo que tampoco propicia que resulte apetecible.

Indica una formulación adecuada.

Justifica tu respuesta.

10. Resumen

Ofrecer un producto apto para personas celíacas requiere contar con fórmulas libres de ingredientes con gluten, así como la implantación de procesos que eviten la contaminación cruzada y aseguren una correcta higiene. Asimismo, no hay que olvidar la búsqueda y obtención de unas características organolépticas que hagan que el producto sea apetecible y permita cubrir las necesidades nutricionales esperadas.

La incorporación de nuevos ingredientes, así como la reformulación de las recetas hasta ahora utilizadas para la elaboración de productos sin gluten, han facilitado en los últimos años el desarrollo de productos de gran calidad, en los que la ausencia de gluten no resulta un problema añadido. Así, en la actualidad se pueden observar gran número de sopas, salsas o postres en los que el gluten no está presente o ha sido sustituido por otros elementos que facilitan texturas y sabores similares.

Hay que tener presente que el recetario común ya muestra muchos productos libres de este componente. No obstante, productos como las pastas o las masas de pastelería, repostería o bollería tenían una gran dependencia al gluten, lo que limitaba esta oferta drásticamente, hecho que motivara la reformulación y estudio de nuevos elementos, por lo que en la actualidad es común hablar de goma xantana, *psyllium husk* o almidón de tapioca.

Son muchas las elaboraciones posibles que desarrollar. No obstante, centrándonos en aquellas en las que el gluten es un elemento adverso, es posible diferenciar entre los siguientes ejemplos:

Sopas y salsas

- Sopa de salicornia y quisquillas
- Sopa de ajo
- Gazpachuelo
- Salsa mornay
- Salsa verde

Pasta

- Pasta común sin gluten
- Pasta al huevo sin gluten
- Pasta de legumbres (garbanzos)
- Pasta de alforfón al tomate

Segundos plastos

- Pollo en pepitoria
- Chuletas de cordero Villaroy
- Quiche de cochinillo asado
- Solomillo Wellington

Masas y bollería

- Hojaldre común
- Bizcocho imperial
- Pasta *choux*
- Pasta de manga
- Masa frita (churros)
- Masa de bollería

Postres

- Postres a base de lácteos y huevos
- Postres a base de frutas
- Postres fritos o de sartén
- Semifríos
- Tartas

Repostería

- Tarta de san Marcos
- Tarta Selva Negra
- Tarta de queso
- Tarta de Santiago

Pastas navideñas

- Mantecados y polvorones
- Roscos de vino
- Nevaditos
- Mazapanes

Panes y panecillos

- Pan de molde sin gluten
- Pan *brioche* sin gluten
- Pan integral sin gluten
- Pan blanco sin gluten

Ejercicios de autoevaluación
Unidad de Aprendizaje 5

1. La salsa bordalesa o la salsa napolitana son salsas derivadas de...

    a. ... la salsa española.
    b. ... la salsa mayonesa.
    c. ... la salsa bearnesa.
    d. ... la salsa holandesa.

2. ¿Qué elementos son utilizados en la descripción de la sopa de salicornia y quisquillas para trabar el caldo?

    a. La salicornia.
    b. Las quisquillas.
    c. El majado de almendras y pan frito.
    d. El jamón serrano y el ajo.

3. ¿Qué temperatura de cocción no debe sobrepasar el caldo de la elaboración denominado gazpachuelo?

    a. 60 °C
    b. 80 °C
    c. 100 °C
    d. 115 °C

4. ¿Cuál de los siguientes ingredientes no es característico de la salsa mornay?

    a. Leche
    b. Queso gruyer
    c. Mantequilla
    d. Tomate triturado

5. Identifica cuál de los siguientes ingredientes puede pertenecer a la fórmula de pasta al huevo sin gluten.

    a. Harina de maíz y goma xantana
    b. Huevo y aceite de oliva

c. Sal y agua

d. Todas las opciones son correctas.

6. **Para obtener una preparación "a la Villaroy" será necesario...**

a. ... elaborar una bechamel.

b. ... escaldar la harina que se va a utilizar.

c. ... escabechar el ingrediente principal.

d. ... realizar una mayonesa ligera.

7. **El *psyllium husk* es utilizado...**

a. ... para aportar textura a la masa en aquellos casos en los que no hay gluten.

b. ... para dar color a las masas sin gluten.

c. ... como gasificador de las masas sin levadura.

d. ... como sustitutivo del huevo en las masas escaldadas.

8. **Identifica cuál de los siguientes ingredientes no es característico del bizcocho imperial sin gluten.**

a. El azúcar

b. La nata

c. Los huevos

d. La harina de maíz

9. **La fórmula de crema catalana sin gluten incluye por cada litro de leche entera...**

a. ... 80 g de harina de maíz y 6 yemas de huevo, entre otros ingredientes.

b. ... 500 g de azúcar.

c. ... 10 yemas de huevo y 150 g de harina de maíz.

d. ... 4 huevos, 200 g de almidón de maíz y 350 g de azúcar.

10. **La cubierta característica de la tarta de san Marcos es:**

a. Trufa

b. Nata montada

c. Crema de yema
d. Crema de moka

Glosario

A la meuniére
Preparación culinaria a base de mantequilla, perejil y zumo de limón, característica para la elaboración de los pescados.

A la Villaroy
Preparación culinaria consistente en napar un producto previamente cocinado con una bechamel encolada y pasarlo a continuación por harina, huevo y pan rallado, frito en gran fritura.

Afección
Enfermedad o alteración que se produce sobre el individuo, afectando a sus órganos o a todo el organismo.

Agar-agar
Sustancia mucilaginosa extraída de algunas algas.

Alforfón
Planta que ofrece un fruto negruzco y triangular, sin gluten. También denominado como *trigo sarraceno.*

Amalgamar
Unir o mezclar cosas de naturaleza contraria o distinta.

Aséptico
Que presenta asepsia, es decir, que no presenta materia séptica, libre de infección.

Azúcar glasé
Azúcar en polvo.

Biopsia
Extracción y examen de una muestra de tejido tomada de un ser vivo, con fines diagnósticos.

Brizna
Hebra o filamento de plantas o frutos.

Brunoisse
Corte en pequeños dados de dos a tres milímetros de lado aplicado principalmente sobre frutas y verduras.

Calar
Referido a las elaboraciones culinarias, consiste en la adición de almíbar (aromatizado o no) sobre un bizcocho a fin de humedecerlo.

Candidera
Recipiente dispuesto con rejilla utilizado para el baño, reposo o lustrado de alimentos, a fin de recoger los jugos o elementos sobrantes empleados en la acción.

Celíaco
Persona con intolerancia al gluten.

Chateaubriand
Cabeza del solomillo de ternera.

Contaminación cruzada
Proceso por el que las bacterias o sustancias se transfieren de un alimento, superficie u objeto de forma no intencionada, y que tiene efectos perjudiciales.

Daño histológico
Daño a nivel celular.

Duxelle
Picadillo elaborado con champiñones y chalota, cocinado con mantequilla.

Enteropatía
Alteración patológica producida en el tracto digestivo.

Fécula
Hidrato de carbono obtenido principalmente de las semillas, tubérculos y raíces, utilizado como alimento.

Fumet
Caldo concentrado de pescado.

Gachuela
Masa ligera empleada para cubrir pequeños alimentos con un alto porcentaje de agua, lo que facilita su fritura.

Gluten
Proteína que se encuentra en las semillas de las gramíneas junto con el almidón.

Goma de tragacanto
Ingrediente procedente de la sabia de algunas especies de la familia de las leguminosas.

Goma garrofín
Estabilizante (espesante y gelificante) obtenido de las semillas del algarrobo.

Goma tara
Espesante obtenido del árbol tara (árbol leguminoso) soluble en agua.

Goma xantana
Polisacárido procedente del maíz, que facilita la retención de agua y, por tanto, produce soluciones muy viscosas.

Harira
Sopa tradicional marroquí a base de carne, tomate y legumbres.

Hidromiel
Agua mezclada con miel.

Histológico
Estudio que muestra a través del microscopio los tejidos y células.

HMPC
Espesante obtenido a partir de celulosas purificadas.

Impulsor
Producto químico utilizado para que una masa crezca durante su proceso de horneado.

Kamut
Tipo de trigo.

Marcar
Proceso por el que se persigue cerrar los poros de un alimento sometiéndolo a calor.

Merchandising
Conjunto de técnicas aplicadas en el punto de venta para motivar el acto de compra.

Mijo
Semilla pequeña, redonda, brillante y de color blanco obtenida de la planta del mismo nombre.

Miso
Condimento de origen asiático en forma de pasta realizado con semillas de soja y fermentado con el hongo koji.

Mucosa
Sustancia densa y pegajosa que cubre los organismos o partes del cuerpo a fin de protegerlos.

Napar
Cubrir una preparación culinaria con una salsa o crema.

Pala de quemar
Utensilio utilizado para caramelizar la superficie de elaboraciones con alto porcentaje en azúcares.

Panko
Producto de origen japonés consistente en pequeñas escamas de pan utilizado para el empanado.

Pepitoria
Guiso que se hace con todas las partes comestibles del ave, o solo con los despojos, y cuya salsa tiene yema de huevo.

Picatoste
Dado de pan frito u horneado.

Polvorón
Torta de pequeño tamaño realizada en harina, manteca y azúcar, cocida en horno fuerte y que se deshace en polvo al comerla.

Psyllium husk
Preparado realizado a partir de cutículas o cáscaras de la semilla de *psyllium* rica en mucílago, lo que permite una gran absorción de agua y facilita masas viscosas y pegajosas.

Quisquilla
Crustáceo decápodo, macruro de pequeño tamaño.

Ramen
Sopa de origen japonés.

Roux
Preparación básica de cocina tradicional que incluye como ingredientes básicos la harina y mantequilla, condimentados con sal, pimienta y nuez moscada.

Salicornia
Planta marina conocida como espárrago de mar.

Salsa mornay
Salsa derivada de la salsa bechamel a la que se le adiciona queso.

Salsa *thermidor*
Salsa derivada de la salsa bechamel a la que se le adicionan ingredientes como mostaza, yema de huevo, estragón, vino blanco...

Serología
Estudio químico y bioquímico de los sueros, especialmente del suero sanguíneo.

Sorgo
Semilla obtenida de la planta del mismo nombre.

Tamizar
Pasar por un tamiz a fin de eliminar posibles impurezas o airear el producto.

Tapioca
Fécula blanca y granulada extraída de la raíz de la mandioca.

Teff
Cereal con un gran aporte de proteínas y fibra, sin gluten.

Tofu
Cuajada elaborada a partir de leche de soja.

Trabazón
Espesor o consistencia que se da a un líquido o a una masa.

Traza
Huella.

Trazabilidad
Posibilidad de identificar el origen y las diferentes etapas de un proceso de producción y distribución de bienes de consumo.

Trefilar
Acción por la que se da forma a la pasta, haciéndola pasar por discos con orificios para obtener distintas formas.

Trigo sarraceno
También denominado *alforfón,* es un pseudocereal originario de Asia Central. No contiene gluten.

Valva
Cada una de las piezas duras y movibles que constituyen la concha de los moluscos lamelibranquios y de otros invertebrados.

Bibliografía

Monografías

→ CARO Sánchez-Lafuente, A.: *Creación de cartas y menús. HOTR025PO*. Antequera: IC Editorial, 2021.

> Este manual de especialidad formativa indica los pasos para la creación de cartas y menús, presenta los diferentes tipos de empresas de restauración, así como los sistemas o métodos relacionados con el control de costes, precios y presentación de la oferta gastronómica como son el menú *engineering* o los principios de Omnes, entre otros.

→ BROGLIA, C.: *The Gluten-Free Cookbook*. Amadora (Portugal): Phaidon Press Limited, 2022.

> Este manual describe cómo preparar y llevar a cabo una dieta sana libre de gluten, mostrando más de 350 recetas.

→ VV. AA.: *Manipulador de alimentos de alto riesgo*. Antequera: IC Editorial, 2021.

> Este manual facilita información sobre las pautas adecuadas de higiene y sanidad alimentaria en manipulación de alimentos. Da a conocer los factores que contribuyen al crecimiento bacteriano, la indumentaria de trabajo, la legislación sobre manipulación y etiquetado de los alimentos, la aplicación del sistema de autocontrol, el denominado sistema de análisis de peligros y puntos de control críticos, la aplicación de una correcta limpieza y desinfección, etc.

→ VV. AA.: *Manual de la enfermedad celíaca*. Madrid: FACE, 2021.

> Publicación editada por FACE en la que se presenta la enfermedad celíaca y el gluten, las pautas de una correcta dieta sin gluten, así como las indicaciones sobre el etiquetado de los alimentos con gluten y las enfermedades derivadas de la enfermedad celíaca, entre otros conceptos.

→ VV. AA.: *Manipulador de alimentos. Sector restauración. FCOM01*. Antequera: IC Editorial, 2019.

> Este manual presenta las pautas que todo manipulador de alimentos perteneciente al sector restauración debe conocer e implantar. Describe los conceptos de calidad alimentaria, las alteraciones de los alimentos,

las características que cumplir por las instalaciones y locales, el correcto etiquetado de los productos y sus necesidades de conservación. Describe el plan APPCC, y presenta las guías de prácticas correctas de higiene (GPCH).

Textos electrónicos, bases de datos y programas informáticos

→ Aditivos alimentarios, de: <https://www.aditivos-alimentarios.com/>.

Página web en la que se muestran la lista y tipos de aditivos alimentarios, describiendo sus características, funcionalidad, alimentos en los que se incluyen, etc.

→ Agencia Española de Seguridad Alimentaria y Nutrición (AESAN), de: <https://www.aesan.gob.es/AECOSAN/web/home/aecosan_inicio.htm>.

Página del Ministerio de Consumo en la que se facilita información para promover la seguridad alimentaria y la nutrición saludable.

→ Federación de Asociaciones de Celíacos de España, de: <FACE | Federación de Asociaciones de Celíacos de España (celíacos.org)>.

Página de la Federación de Asociaciones de Celíacos de España en la que se presenta la enfermedad celíaca, las pautas para una dieta sin gluten, así como la actualidad asociada a este colectivo.

→ Instituto Nacional de Gestión Sanitaria, de: <https://ingesa.sanidad.gob.es/ciudadanos/suSalud/maternoInfantil/enfCeliaca.htm>.

Página web del Ministerio de Sanidad perteneciente al Instituto Nacional de Gestión Sanitaria en la que se presenta la enfermedad celíaca y su diagnóstico, y se ofrece una relación de alimentos.

→ Sociedad Española de Nutrición Comunitaria, de: <https://www.nutricioncomunitaria.org/es/>.

Página de la Sociedad Española de Nutrición Comunitaria en la que se presentan los avances y estudios sobre nutrición y salud pública, facilitando información sobre los principios de una dieta sana, la pirámide alimentaria, las guías sobre hidratación saludable, etc.

Legislación y normativa

→ Real Decreto 126/2015, de 27 de febrero, por el que se aprueba la norma general relativa a la información alimentaria de los alimentos que se presenten sin envasar para la venta al consumidor final y a las colectividades, de los envasados en los lugares de venta a petición del comprador, y de los envasados por los titulares del comercio al por menor.

→ Reglamento de ejecución (UE) n.º 828/2014 de la Comisión, de 30 de julio de 2014, relativo a los requisitos para la transmisión de Información a los consumidores sobre la ausencia o la presencia reducida de gluten en los alimentos.

→ Reglamento Delegado (UE) n.º 1155/2013 de la comisión, de 21 de agosto de 2013, por el que se modifica el Reglamento (UE) n.º 1169/2011 del Parlamento Europeo y del Consejo, de 25 de octubre de 2011, en relación a lo referente a la información sobre la ausencia o la presencia reducida de gluten en los alimentos.

→ Reglamento (UE) n.º 1169/2011 del Parlamento Europeo y del Consejo, de 25 de octubre de 2011, sobre la información alimentaria facilitada al consumidor.

→ Reglamento (CE) n.º 852/2004 del Parlamento Europeo y del Consejo, de 29 de abril de 2004, relativo a la higiene de los productos alimenticios.

→ Reglamento (CE) n.º 1935/2004 del Parlamento Europeo y del Consejo, de 27 de octubre de 2004, sobre los materiales y objetos destinados a entrar en contacto con alimentos y por el que se derogan las Directivas 80/590/CEE y 89/109/CEE.